Avoir de la repartie en toutes circonstances

Groupe Eyrolles
61, bd Saint-Germain
75240 Paris cedex 05

www.editions-eyrolles.com

Séverine Denis

Avoir de la repartie en toutes circonstances

EYROLLES

Sommaire

*« Mais rien n'est jamais perdu, chaque relation intense
étant liée à jamais à mon être, il est toujours possible
de renouer un engagement rompu, de rétablir un dialogue
créatif avec ce je et tu passé, qui lui permet dès lors
de renaître, mais sous une forme différente. »*

Danah Zohar, *Le Moi quantique*

À Georges DENIS

Un peu d'histoire...

Vous venez de faire l'acquisition de cet ouvrage, ce qui laisse supposer que vous souhaitez comprendre et développer en vous la capacité de repartie et ses corollaires comme l'aisance, la rapidité de réplique, une certaine réactivité doublée d'un minimum d'humour. Et il y a bien d'autres surprises cachées dans ce simple souhait. Nous allons donc faire ensemble une balade initiatique amusante, mais, comme toutes les balades, le parcours vous paraîtra tantôt facile tantôt difficile. Nous espérons de toute façon que vous irez quand même jusqu'au bout car il n'y a rien de plus satisfaisant que de tout relâcher en découvrant le panorama étonnant qu'offrent certains sommets.

Tout d'abord, permettez-moi de présenter succinctement le guide que je suis et qui vous accompagnera tout au long de cette petite initiation. C'est dans les années 1985 que j'ai découvert et que je me suis initiée à l'art de l'improvisation. Si je l'ai d'abord vécu comme un jeu, je me suis vite rendu compte que les règles sous-jacentes au bon fonctionnement de l'improvisation étaient d'une rigueur insoupçonnée. Car il nous faut ici lever un lièvre sur notre chemin. En effet, l'improvisation est une notion mal aimée ou mal connue dans notre société. Au mieux, elle est perçue comme la production spontanée d'un sympathique « n'importe quoi », au pire comme de l'amateurisme dans le sens le plus déréglementé imaginable. Or, s'il est exact qu'un individu isolé face à un public peut, si son tempérament extraverti le lui permet, produire un discours ou un « tac au tac » qui éblouit son auditoire, il n'en est pas de même lorsque le même individu doit composer avec d'autres. C'est ce que nous allons comprendre et expérimenter dans les pages qui suivent.

L'improvisation en tant que pratique à part entière s'est donc répandue en France à partir des années 1980-1985. C'est d'abord sous forme de grands shows – les fameux matchs d'improvisation, concept créé par les Canadiens Yvon Leduc et Robert Gravel en 1977 – que mes collègues comédiens et moi-même avons découvert l'improvisation et ses règles. Pendant une décennie, les matchs d'improvisation ont rempli les salles du Bataclan puis du cirque d'Hiver Bouglione à Paris. Grâce à nos cousins canadiens, nous avons alors créé la toute première Ligue d'improvisation française (LIF). La presse écrite, très preneuse d'événements forts, ne s'y est pas trompée et la LIF fut pendant plusieurs années soutenue par *Le Nouvel Observateur* et Adidas. C'est en 1991 que la télévision française ose une première : elle invite la troupe des improvisateurs(trices) de la LIF sur son plateau à l'occasion de la 100e émission de *Ciel, mon mardi !*. L'impact de cette émission réalisée en direct reste encore dans les annales de l'histoire de la télévision. Une page nouvelle de la télé s'ouvrait largement et l'improvisation devenait une pratique professionnelle reconnue. Un scénario totalement cohérent avait été joué en temps réel, sans aucun texte écrit et avec des personnages totalement réalistes. Lorsque les téléspectateurs interloqués apprirent le lendemain dans toute la presse qu'il s'agissait d'un scénario totalement improvisé, c'est la cohérence mais également la repartie construite et crédible qui marqua les esprits.

L'effet « notoriété » aidant, le troupe d'improvisateurs(trices) que nous formions fut appelée sur de nombreux événements « live » et émissions. Ainsi se répandirent rapidement des concepts assez rarement évoqués dans le monde de l'événementiel et de la communication : la notion d'*écoute totale*, la capacité de *la vision collective non préparée*, la *créativité cohérente en temps réel* et, bien sûr, *l'art de la repartie* sous forme de propositions constructives. Nombre d'agences d'événements ne s'y trompèrent pas non plus, puisque à partir de ces années-là, les improvisateurs(trices) de la LIF firent progressivement leur entrée – et la découverte ! – du monde de l'entreprise. Canulars, faux intervenants, faux plateaux thématiques, démonstrations d'improvisation pédagogiques devinrent pour des années les nouvelles formes d'interventions que le monde de l'entreprise allait adopter pour aborder les nouveaux défis managériaux et pédagogiques liés aux bouleversements générés par la « mondialisation ».

Il n'est pas non plus inutile de souligner en passant l'intérêt réel du métissage des genres et des mondes. L'imaginaire, la créativité ainsi qu'un certain humour entraient discrètement dans l'univers un peu trop rigide de l'entreprise. La formalisation, l'organisation rationnelle et l'art du management s'infiltraient dans notre propre organisation artistique. De mal perçue, l'improvisation devenait concrètement un art avec des règles de fonctionnement précises que nous allons expérimenter tout au long de cet ouvrage. Ce qui signifie tout simplement qu'avoir de la repartie n'est pas seulement un don inné, mais que chacun peut, en observant quelques règles de base simples mais rigoureuses, développer une certaine aisance orale et spirituelle dans toutes les formes d'échanges avec ses proches, que ce soit dans l'environnement privé ou professionnel.

Pour que cet ouvrage vous soit vraiment profitable au sens acquisition d'une pratique, je tiens à vous suggérer quelques impératifs avant que vous n'entamiez le chemin que je vous propose. La sensation de liberté et d'espace que l'on découvre une fois parvenu au bout d'un chemin ascendant mais caillouteux est réelle, à condition de ne pas se contenter d'une compréhension strictement intellectuelle. Les explications volontairement simples qui sont proposées pour chaque chapitre sont suivies de petits exercices facilement praticables dans la vie quotidienne. Cela vous permettra de vous entraîner aux mécanismes de la repartie constructive sans que cela soit un devoir hors contexte.

Il n'est pas non plus obligatoire d'expérimenter toutes les notions abordées dans l'ordre de cet ouvrage. Vous pouvez tester et pratiquer une notion prise au hasard si vous le souhaitez, nous attirons cependant votre attention sur l'unique condition incontournable pour rendre efficace la pratique aléatoire : l'impérative intégration, avant toute tentative de jeu, de la notion d'écoute. Ce point est développé avec précision dans le chapitre 2 (« Les points-clés »). L'écoute correspond littéralement aux fondations d'une maison. Sans fondations saines, solides et bien intégrées au terrain, à terme une maison se lézarde. En tant que guide, je tiens absolument à vous amener au bout du chemin sans renoncement et dans la bonne humeur !

Autre petite interpellation avant de chausser vos souliers de randonneurs en Terre d'Improvisation et de Repartie constructive, la pratique régulière des notions proposées dans cet ouvrage a en général un impact sur nos habitudes comportementales et sur notre perception d'autrui. C'est sans aucun doute un des gains le plus étonnants que cette pratique peut offrir. L'écoute telle que proposée dans ce manuel agit indirectement sur la conscience de soi et du monde. Loin d'être un phénomène mystique ou irrationnel, l'élargissement de notre conscience est le moyen le plus accessible à notre disposition pour progresser dans nos relations personnelles. Vous sentirez donc probablement de temps en temps des petites résistances, compte tenu des habitudes déjà bien installées dans votre mode relationnel. Ces petits blocages sont normaux et si vous vous en rendez compte, c'est bon signe car c'est le début de vos prises de conscience.

Et pour finir avec les préparatifs de notre balade en Terre d'Improvisation et de Repartie, n'oubliez jamais qu'un exercice n'est pas fait pour être obligatoirement réussi mais pour être exercé. C'est au prix des sensations de l'expérimentation que l'on découvre où ça coince.

Chapitre 1

Vous improvisez tous les jours sans le savoir !

Retour à l'« ici et maintenant »

Pourquoi parlons-nous de « retour » à l'ici et maintenant ? Eh bien tout simplement parce qu'il nous faut avant tout nous placer dans le présent. C'est ce que nous appelons l'« ici et maintenant ». L'esprit humain est structuré de telle sorte qu'il est rarement dans le présent, si ce n'est dans ses actions quotidiennes. Mais l'étrangeté fait qu'il y a un décalage fréquent entre l'esprit qui vadrouille très vite dans un passé révolu (souvenirs, références, repères) et les actions faites sur le moment. L'esprit a donc souvent un décalage avec l'action, sauf dans certaines circonstances que tout le monde a déjà expérimentées. Par exemple, lorsque nous sommes occupés à une seule action exigeant de la concentration. Dans ces moments d'actions demandant une forte attention, l'esprit est uniquement à ce qu'il fait. C'est lorsque nous avons intégré totalement le processus d'un objectif que les attitudes et les gestes machinaux se mettent en fonction. Et c'est à partir de ce « machinal » que l'esprit libéré de l'attention peut penser à bien d'autres choses en même temps. Ainsi, sans bien en réaliser les conséquences, nous oublions en partie de vivre pleinement le moment présent. Ce n'est pas grave en soi, nous parvenons très bien à nous en sortir ainsi.

Les choses changent lorsqu'il s'agit de revenir dans le présent et seulement dans cet ici et maintenant. Cette attitude demande un véritable effort car il nous force à sortir de nos multiples divagations internes pour nous concentrer sur ce qui se passe en temps réel. Cette attitude est fondamentale pour notre apprentissage d'une repartie constructive dans toutes nos relations, qu'elles soient privées ou professionnelles. Il nous faut là encore faire une petite distinction.

L'art de la repartie peut être de deux ordres :

1. Je réponds du « tac au tac » pour faire rire, pour clouer le bec d'un interlocuteur agaçant ou pour m'affirmer dans une conversation. Dans ces cas, le « tac au tac » s'inscrit dans un échange de jeu inconscient de gagnant/perdant. Alors, la rencontre ne produit pas les mêmes effets.

2. J'ai une repartie constructive, ce qui signifie que je suis en véritable résonance avec mon (ma ou mes) interlocuteur(trice)(s) et dans ce cas, l'objectif est que la rencontre, si brève soit-elle, est une écoute mutuelle réelle qui enrichit les deux interlocuteurs.

Prenons un exemple de la vie courante :

Romain arrive à son bureau comme tous les matins, il croise l'hôtesse qui est toujours la même personne depuis qu'il travaille dans cette grande entreprise, mais, plongé dans ses pensées, un comportement machinal est déjà en fonction :

« *Bonjour !* lance-t-il à l'hôtesse sans vraiment la regarder.

– *Oui, ne quittez pas… !* (Elle a un combiné de téléphone coincé sur l'épaule.) *Bonjour !* » lance-t-elle à son tour à Romain.

Fin de l'échange furtif. Romain s'engouffre dans l'ascenseur et l'hôtesse reprend son interlocuteur au téléphone.

Petite scène de la vie courante, mais qui est la métonymie de l'automatisme dans lequel nous vivons au quotidien. Mais, me direz-vous, ça ce n'est pas une rencontre ! Eh bien si, cher lecteur. Un échange, même bref, peut être une rencontre entre deux personnes et non pas deux courts monologues qui ne se rencontrent pas. Romain peut agir exactement dans le même temps, c'est-à-dire rapidement en se dirigeant vers l'ascenseur, et accorder à l'hôtesse quelques vrais instants d'attention. C'est l'étonnement que l'on a souvent entendu de la part des spectateurs des matchs ou des spectacles d'improvisation : « Mais comment faites-vous pour que les répliques se répondent aussi vite tout en construisant une vraie histoire ? »

L'écoute commence là et il est fondamental de saisir ce phénomène, ne serait-ce que pour déjà en devenir conscient. Ceux qui disent ne pas avoir le temps se trompent. Même dans un monde qui va de plus en plus vite, la repartie attentionnée est particulièrement utile et nous allons voir pourquoi et comment.

À retenir !

La repartie se produit dans l'ici et maintenant en accordant une vraie attention à l'autre.

À vous de jouer !

1. Choisissez une situation de votre vie quotidienne dans laquelle votre interlocuteur(trice) est une personne que vous rencontrez régulièrement mais d'une façon brève (un commerçant de votre quartier ou tout autre interlocuteur de la vie extérieure).

2. Efforcez-vous de sortir des formules machinales et accordez d'abord une vraie attention quelques instants avant de parler ou de répondre.

3. Prenez conscience de ce que vous percevez chez votre interlocuteur(trice) : impatience ? fatigue ? tension ? détachement ?

4. Rétorquez en tenant compte de ce que l'autre émet et de votre état interne.

Veillez à ne pas intellectualiser. Laissez-vous simplement traverser par ce que vous ressentez pour répondre.

Faites ce genre de petits entraînements dès que vous y pensez au cours de vos journées. Ces premières petites attentions ont pour conséquences de stimuler à nouveau en vous la capacité à capter les états des autres et d'y répondre d'une façon plus adaptée. Il n'y a pas de bonnes reparties ni de bonnes réponses constructives sans cette capacité à écouter l'autre au-delà des mots. C'est à vous de choisir les circonstances ou situations que vous considérez plus propices à ce genre d'entraînement. Ce réflexe doit devenir naturel. Si vous sentez que c'est contraignant, ne faites rien et continuez votre vie. L'idéal étant que ce petit exercice devienne tout simplement un jeu pour vous.

Comment ça marche ?

Les trois piliers fondamentaux : être conscient ; lâcher prise ; vigilance émotionnelle.

Ouvrons quelques minutes le capot pour comprendre, d'une part, ce qui se met en fonction en agissant ainsi et, d'autre part, la loi des conséquences énergétiques.

1er pilier : être conscient

Plus haut, nous faisions la différence entre le « tac au tac » et la repartie constructive. Prenons un exemple relevé dans les anecdotes de la vie d'une personnalité politique. Lors de l'enregistrement de l'émission de Michel Drucker, *Vivement dimanche*, l'imitateur vedette Nicolas Canteloup échange avec la ministre Roselyne Bachelot. Extrait choisi de ce court échange :

Nicolas Canteloup : « J'ai réussi à imiter votre voix quand j'ai entendu une vieille porte grincer chez moi ! »

Roselyne Bachelot : « Heureusement que ce n'était pas en entendant votre lavabo se vider[1] !? »

---

1. *Le Parisien* du 21 mars 2007.

Dans un tel échange, il n'est pas difficile de comprendre que nous ne sommes pas dans un échange constructif, mais dans une recherche affichée de provoquer. Et, sans se démonter, la ministre répond sans hésiter, du « tac au tac ». Nous pouvons reconnaître à la ministre une réelle capacité à avoir de la repartie. Il s'agit ici d'une dynamique particulière entre deux individus qui, bien que très différents, partagent l'un et l'autre une habitude certaine de l'exposition publique. L'un comme l'autre est entraîné à la maîtrise de l'environnement médiatique, d'un côté par le métier de la scène et de l'autre par l'apprentissage de la communication politique. Dans ce type d'échange, le résultat est l'effet immédiat d'un jeu de ping-pong sans recherche particulière autre que l'effet en question. On est entraîné à la réplique ou on ne l'est pas et on perd ses moyens.

Pourtant, à y bien regarder, hors des plateaux, où c'est la fantaisie qui prime, on peut remarquer que, la majeure partie du temps, les personnalités interrogées, quel que soit leur champ de compétence, écoutent jusqu'au bout avec attention puis répondent point par point. Nous excluons, bien entendu, les grands débats sur des sujets passionnés et brûlants où il n'est pas rare que la controverse tourne à l'affrontement. Et c'est précisément dès qu'un échange se transforme en compétition pour avoir raison de l'autre que les échanges deviennent stériles.

En pratiquant le petit exercice proposé plus haut, vous aurez sans doute remarqué l'omniprésence des émotions qui nous traversent selon les situations. La situation courante de Romain est très peu chargée en émotion alors que celle de Roselyne Bachelot l'est davantage. C'est pourquoi il est important d'apprendre à localiser en soi l'émotion qui nous traverse. La plupart des personnes qui se plaignent de ne pas avoir suffisamment de repartie sont souvent débordées par l'émotion (malaise, vexation, déstabilisation, stupéfaction) de l'instant et perdent leurs moyens de réplique. Devenir conscient de ce qui se passe en soi est, avec l'écoute, l'un des piliers fondamentaux de notre capacité future à avoir de la repartie. En poursuivant notre balade, nous allons progressivement comprendre pourquoi l'art de la réplique peut être davantage qu'un tac au tac défensif. Avoir de la repartie constructive, c'est apprendre à créer des rencontres.

À retenir !

Le « tac au tac » est un mode majoritairement « gagnant/perdant ». La repartie constructive tient compte de notre capacité à être pleinement conscient de ce qui se passe.

À vous de jouer !

À l'occasion d'un repas entre amis ou en famille, lancez un débat sur un sujet qui passionne tout le monde (l'art contemporain, le cinéma hollywoodien, les bobos, le sport… Évitez de préférence ceux qui fâchent, comme la politique). Entrez dans le débat et observez le comportement des uns et des autres, la manifestation des émotions au fur et à mesure que le débat avance. Observez les vôtres également. Que constatez-vous ?

Notez dans un carnet vos observations personnelles.

Attention, restez dans les échanges, ne devenez pas spectateur. Apprenez à être à la fois actif et observateur.

2e pilier : lâcher prise

Abordons à présent le corollaire de l'écoute et de la conscience de nos émotions : le souverain lâcher prise.

Une fois encore, il nous faut avant tout éliminer les *a priori* sur le sens de ce terme. Pour beaucoup de personnes, « lâcher prise » signifie plus ou moins se rendre, abandonner, reculer, renoncer, bref ce n'est pas une attitude très noble dans notre culture. Il est même parfois associé à une inaction regrettable, comme si s'affirmer, c'était tenir quoi qu'il advienne. Nous allons découvrir qu'il n'en est rien et que tous ceux qui ont de la repartie ne sont pas pour autant des tenants obsessionnels affirmant en permanence : « Je ne lâcherai rien… » sous-entendu « … car je suis fort ! »

Pour bien comprendre pourquoi il n'est pas facile de lâcher prise, nous allons à nouveau faire une petite visite dans les arcanes de notre mental très puissant mais particulièrement directif. Le psychisme humain est fait de telle sorte qu'il est en activité perpétuelle. Nous sommes tous structurés mentalement en fonction d'une histoire complexe élaborée comme un mille-feuille. Nous baignons tous, depuis le début de notre existence, dans une culture à la fois générale et familiale. En devenant adultes, nous sommes le résultat de ce formidable brassage qui mêle des valeurs et des croyances. Ces dernières vont ensuite orienter nos prises de position et nos choix. Cela a pour importante conséquence de nous rendre très défensifs dès que nos valeurs et points de vue intériorisés sont remis en cause par autrui. C'est pourquoi tous les échanges ne se ressemblent pas.

De fait, c'est bien l'enjeu affectif et structurel qui dynamise un échange, fût-il court ou long. Notre première réaction instinctive est de défendre notre point de vue et, dans la séquence Canteloup/Bachelot, c'est l'image et la crédibilité que l'une défend, somme toute, avec efficacité et humour qui est l'objectif. Il y a bien de la repartie dans cet échange-type, mais il se limite vraisemblablement à ces quelques secondes. En revanche, dans le cadre d'un échange plus long, une controverse ou un débat par exemple, la stratégie du « tac au tac » s'épuise vite au détriment d'une vraie avancée constructive plus accessible si on lâche prise !

Lâcher prise, oui… mais sur quoi en fait ?

Eh bien il s'agit de lâcher prise sur la volonté de convaincre l'autre pour le ramener à notre propre opinion. Et c'est là que l'art de la repartie constructive devient vraiment inté-ressant et captivant. La notion de construction dans un échange prend là toute sa force. Je sors de la « réplique qui tue » pour employer la repartie qui enrichit l'échange car je réponds à l'autre en fonction de son intention (que j'ai su capter) tout en étant une force de proposition.

Récapitulons :

Phase 1 : un quidam vous lance une remarque ou un sujet de polémique.

Phase 2 : j'écoute à la fois l'intention sous-jacente et mon émotion intérieure.

Phase 3 : je réponds à l'intention de l'interlocuteur et pas seulement en fonction de mon émotion.

Phase 4 : je n'oppose pas ma croyance, je propose un argument de plus.

3ᵉ pilier : la vigilance émotionnelle

La petite opération en quatre phases prend en réalité à peine quelques secondes à partir du moment où l'on s'est entraîné dans diverses occasions. Le lâcher prise se manifeste dès que la première remarque est lancée. Tout au long de ce type d'échange, il faut contrôler nos émotions et plus particulièrement l'agacement fréquent. Songez à l'enjeu qui reste souvent anecdotique et transformez vos échanges en jeu gagnant/gagnant.

À propos de cette vigilance émotionnelle, nous ferons une pause plus longue dans la partie intitulée « L'intention et les émotions » au chapitre 2. Nous y découvrirons plus longuement ce paysage intérieur tout en vibrations dont beaucoup de voyageurs se font une montagne. Ne nous emballons pas non plus ! Les émotions font partie de notre vie, c'est ce qui nous rend si humains. Mais plutôt que de les subir massivement, nous apprendrons à les reconnaître et à nous en faire des alliées. Pour le moment, contentons-nous d'être d'abord vigilant à l'occasion d'un échange choisi, afin de commencer à sentir les premiers effets de la conscience de soi et du moment.

Dès que vous le pouvez, mettez en pratique le petit jeu de piste qui suit. Simple et très efficace, ce jeu d'observation consciente peut se pratiquer dans toutes les circonstances d'échange du quotidien.

À retenir !

Écoute ➠ conscience émotionnelle ➠ lâcher prise sur votre subjectivité ➠ repartie constructive (proposition).

À vous de jouer !

Choisissez dans votre entourage une personne que vous connaissez comme aimant polémiquer ou débattre. Lors de votre rencontre, lancez un sujet où vous savez qu'il(elle) use d'arguments offensifs. Efforcez-vous d'appliquer les quatre phases précitées. Vérifiez la modification comportementale de votre interlocuteur(trice). Mémorisez ensuite les sensations physiques de confort que cela vous a procuré.

Choisissez quelqu'un que vous connaissez un peu. Ne cherchez pas à aller vite. En clair, prenez le temps des échanges. Laisser des silences est d'une grande efficacité, nous y reviendrons plus loin.

Et vous, quel type d'argumenteur(trice) êtes-vous ?

Si vous êtes en train de lire cet ouvrage, c'est sans doute que l'idée que l'on puisse apprendre ou développer sa capacité à la repartie vous interpelle un peu. Avant de poursuivre notre balade en Terre de Repartie et d'Improvisation, il n'est pas inutile de repérer les situations de la vie dans lesquelles l'art de la repartie peut vous aider.

Par ailleurs, il nous apparaît important de rappeler que si tout au long de ce livre vous trouvez des exercices et des pratiques d'entraînement, l'art de la repartie n'est pas une méthode standard avec recettes. En effet, chaque individu est unique et ce qui correspond à l'un ne correspond pas forcément à l'autre. Notre souci est donc avant tout de vous permettre de développer une faculté, mais à partir de votre tempérament. Pour le dire simplement, un introverti n'a pas la même façon de rebondir qu'un extraverti. Il faut donc toujours prendre en compte votre tempérament et développer à partir de vos atouts personnels.

Vingt ans de pratique d'improvisation tous azimuts m'ont permis de vérifier qu'avoir de la repartie n'exige pas forcément un type particulier de tempérament. Contrairement aux idées reçues, un individu peu bavard ou même franchement timide peut avoir une repartie percutante et efficace, pour peu qu'il sache écouter. De la même manière, j'ai vu aussi des individus au tempérament bavard, paraissant très à l'aise, se faire déstabiliser par manque de repartie. Une autre idée reçue consiste à croire que plus on répond vite plus c'est efficace. Cela est évidemment faux puisque nous commençons à comprendre l'importance capitale d'une écoute sereine.

Quand on se penche sur les mécanismes des dynamiques comportementales, on vérifie une petite loi de base que nous proposons sous forme d'une triade.

La triade « leader/suiveur/médiateur »

D'une façon générale, dans les échanges oraux, une certaine dynamique se met en place en fonction des individus concernés. Si l'on débat à deux, il y a toujours un *leader* et l'autre est davantage *suiveur*. Et si l'on est dans un petit groupe, on trouve peut-être un second *leader*, des *suiveurs* et parfois un *médiateur*. Bien sûr, il y a quantité de nuances dans les rôles que s'accordent les divers acteurs d'un débat, mais on peut aisément repérer ces trois grandes tendances.

C'est là qu'il est important de se situer. En fonction de votre personnalité, vous savez mieux que quiconque si vous êtes plutôt *leader*, *suiveur* ou *médiateur*. À noter cependant qu'un médiateur peut parfaitement avoir en plus une capacité de *leadership* ou être plus en retrait. Nous insistons bien sur le fait que c'est pour simplifier la compréhension que nous choisissions d'évoquer trois grandes tendances.

Dans un certain nombre d'ateliers d'improvisation que j'ai animé, cette étonnante question m'a souvent été posée : « Et comment fait-on pour devenir charismatique ? » Hormis le fait que le charisme ne s'apprend pas, mais que c'est le résultat d'une vie singulière, j'ajouterai que l'individu charismatique a de toute évidence intégré, entre autres, les trois dynamiques, et sait les employer instinctivement.

Quelle dynamique de repartie pour chaque type ?

Si vous vous considérez plutôt comme un leader : c'est clair, votre tendance est de diriger, d'entraîner, d'initier les idées et les choix. Il est souhaitable que vous ayez en face de vous un *suiveur*, sinon le conflit ou l'affrontement n'est pas loin.

Si vous vous considérez plutôt comme un suiveur : vous appréciez de suivre des directives, cela ne vous gêne pas si elles sont en accord avec vos valeurs, sinon le conflit n'est pas loin non plus car le leader vous entraînera et c'est avec vous-même que vous serez en conflit.

Si vous vous considérez aussi comme un médiateur : vous avez sans doute la capacité d'écouter pour arbitrer, mais attention, l'arbitrage demande un certain *leadership* au moment de trancher, sinon en tant que tierce personne arbitrant vous prenez le risque que les belligérants s'associent instinctivement contre vous.

Vous l'aurez compris, quelle que soit la tendance majeure qui est la nôtre, nous avons tout intérêt à développer la tendance inverse et, pourquoi pas, cerise sur le gâteau, la médiation aussi. Cette dernière est très utile dans nos relations privées, car c'est lorsque l'affectif est le plus en jeu que nous avons besoin d'apprendre à faire de la médiation.

Je vous propose à nouveau de mettre en pratique cet apprentissage pour mesurer dans un premier temps la marge de manœuvre intérieure dont vous disposez pour glisser d'un comportement à l'autre.

À retenir !

Apprendre un comportement nouveau n'annule en aucun cas notre tendance principale. Vous acquérez tout simplement un comportement de plus.

À vous de jouer !

Choisissez un interlocuteur(trice) que vous connaissez et avec qui vous avez volontiers des échanges sur des sujets importants pour vous. Repérez avant tout le mode initial dans lequel vous abordez l'échange (leader ? suiveur ?). Puis, en cours d'échange, tentez de changer ce mode. Que ressentez-vous ? Observez si votre interlocuteur(trice) modifie instinctivement son comportement ou pas. Notez ensuite vos ressentis.

Une fois encore, efforcez-vous de rester dans l'échange, n'en devenez pas spectateur. Les leaders peuvent perdre patience en passant suiveurs. Quant au suiveur, il n'est pas rare que le stress se manifeste en tentant plus de directivité. Tâchez de comprendre les enjeux qui guident vos réactions.

En pratiquant cet exercice lorsque l'occasion se présente dans votre quotidien, vous remarquerez d'abord qu'il n'est pas aisé de modifier à la demande notre mode préféré de communication. Pas de panique, c'est tout à fait normal et je vous invite à ne pas renoncer dès les premières difficultés. En effet, il n'y a que l'entraînement qui permette véritablement d'élargir nos ressources. Et il n'y a pas meilleur terrain d'entraînement que notre vie quotidienne. Toutes les circonstances, si anecdotiques soient-elles, offrent des occasions de nous améliorer, de progresser, de nous connaître mieux et d'affiner certains de nos talents. C'est pourquoi nous avons déjà beaucoup insisté, depuis le début de cet ouvrage, sur la notion du « moment présent ». Nous vivons tous en fonction d'un temps dit « linéaire », où le passé, le présent et le futur sont trois notions très distinctes. Mais il s'avère particulièrement utile de revenir au moment présent lorsque nous avons besoin de toutes nos ressources personnelles pour agir, réagir et rétorquer constructivement.

Nous allons donc, dans le chapitre suivant, aborder les points clés dans un échange où les interlocuteurs(trices) sont conscients de l'enjeu du moment présent.

> *« Lorsque vous lâchez prise face à ce qui est et que vous deveniez totalement présent, le passé perd tout pouvoir. Vous n'en avez plus besoin. La Présence est la clé. Le PRÉSENT l'est aussi. »*
> Eckhart Tolle, *Le Pouvoir du moment présent.*

Chapitre 2

Les points-clés

Qu'entend-on par « écouter » ?

C'est maintenant que nous allons approfondir vraiment cette notion qui *a priori* est claire pour tout le monde. Dans la mission qui consiste à vous permettre de développer l'aisance à l'art de la repartie, il est fondamental de bien saisir l'amplitude totale de cette action et de ne pas la limiter à sa fonction courante qui nous fait souvent seulement « entendre ce qui est dit ». Or, écouter n'est pas seulement entendre des mots et leur sens premier. Écouter quelqu'un, c'est lui accorder notre présence totale, c'est s'oublier quelques minutes pour n'être présent qu'à autrui. C'est donc *notre souci de l'autre* qui s'exprime. Et là, surgissent un certain nombre de petits problèmes. Tâchons de les repérer.

Celles et ceux qui disposent d'une capacité de repartie remarquable sont en mesure de capter en un temps record l'intention et le sens de ce qui leur est dit. En clair, dans ce qui nous est dit, se combinent toujours l'explicite (ce que l'on entend) et l'implicite (le non-dit, le sous-jacent). C'est pour apprendre à capter cette combinaison parfaite que nous devons nous entraîner à cette fameuse écoute totale. Une repartie ratée répond en général à l'explicite, mais laisse l'implicite en rade. Bon, *a priori*, cela peut paraître compliqué, mais ne vous découragez pas, quelques petits entraînements au cours de votre quotidien vous familiari- seront petit à petit avec cette aptitude.

Avant de tester votre capacité d'écoute totale, quelques petits éclaircissements utiles sur l'implicite. On pourrait comparer l'implicite à la face cachée de la Lune. Les phrases qui nous permettent d'exprimer nos pensées sont des Janus, elles ont une double face. La face cachée est l'endroit où se planque l'intention du « sujet parlant ». Par exemple, nous employons tous les jours la formule « Bonjour ! » et pourtant dans la même formule se profilent des intentions très différentes : dynamisme, reproche, lassitude, méfiance, etc. Nous nous exprimons de plus en plus dans le machinal et l'urgence, ce qui étrangement donne le plus beau rôle à l'implicite au détriment de l'explicite. Par conséquent, nos reparties s'apparentent davantage à une défense plutôt qu'à une repartie efficace, élégante, drôle ou brillante. C'est pourquoi il nous faut réellement nous entraîner à capter la totalité d'un message et non sa surface. Une repartie est une réponse fréquente à une forme ou une autre de provo- cation telle qu'une plaisanterie (« mise en boîte »), de stimulation, de réactivité, parfois même de règlement de compte ou, encore, la voie empruntée pour vous passer un message, d'où la nécessité d'aiguiser au plus fin notre écoute.

À retenir !

L'écoute totale exige que j'accorde ma totale présence et attention à autrui qui me parle. Explicite (ce qui est dit) et implicite (l'intention sous-jacente) forment la totalité d'une proposition.

À vous de jouer !

Comme nous le faisons depuis le début, nous vous suggérons de faire vos entraînements dans votre quotidien. Choisissez de le faire de préférence dans votre entourage familier avant de vous tester avec vos relations professionnelles. Attendez de vous trouver dans une situation où l'on attend quelque chose de votre part (une aide, une information, un avis). Tâchez de ralentir au maximum votre mental, votre réflexion anticipative, et accordez au minimum une minute (attention, cela vous paraîtra long) à votre interlocuteur(trice). Mettez-vous totalement à l'écoute et efforcez-vous de capter l'intention (l'humeur) de votre interlocuteur(trice). Répondez en fonction de cette humeur captée.

Exemple : si vous captez un agacement, prenez en compte cette humeur, puis répondez à la demande.

Notez ensuite, de mémoire ou sur votre petit carnet de route, vos impressions sur l'effort que vous avez fourni. Avez-vous remarquez une légère modification chez votre interlocuteur(trice) ?

Attention ! Ne tombez pas dans l'analyse rationnelle intériorisée. Apprenez dès maintenant à être « flottant » dans votre écoute, c'est-à-dire à écouter comme l'on écoute littéralement une musique, vous capterez l'implicite plus nettement que toute analyse rationnelle.

Ralentir le flot de nos pensées est particulièrement difficile pour ne pas dire quasi impossible. C'est pourquoi le seul fait de se concentrer sur l'écoute de l'autre pour simplement laisser notre mental « illustrer » à sa manière ce qui nous est dit permet de limiter la diversion intérieure de notre esprit.

Le bavardage tue l'échange

Le ralentissement des pensées est directement lié au problème du bavardage. Votre guide, auteur du présent ouvrage, en sait quelque chose ! C'était en effet l'un de mes handicaps majeurs lorsque j'improvisais. Étrangement, l'improvisation, qui exige malgré tout une certaine production verbale, fut pour moi l'occasion de l'apprentissage d'une production orale plus mesurée et donc plus adaptée. Assez vite, je me suis rendu compte que mon écoute de l'autre gagnait en qualité.

Cette petite anecdote personnelle n'empêche cependant pas de constater que nos sociétés sont des espaces de bruit, d'images et de bavardage permanent. Les moyens de divertissement modernes (radio, télévision, baladeurs, écrans publics) nous ont habitués à occuper perpétuellement l'espace sonore de notre quotidien. Autant dire que le silence n'est pas bien vu et le peu bavard pas beaucoup plus. Pourtant, il n'y a aucune contradiction à savoir manier les deux. Un bavard peut apprendre à se taire à bon escient et vice-versa.

Si vous êtes plutôt du genre peu bavard, l'art de la repartie vous demandera avant tout de décoder l'intention que votre interlocuteur(trice) aura glissé dans sa réflexion et ce, en vous mettant à son écoute totalement. À l'inverse, si vous êtes plutôt bavard, vous devrez donc vous entraîner à faire des silences et vous intéresser davantage à l'autre.

Un échange est une alternance de propositions, d'idées, de solutions que deux individus (ou plus) font. Il ne vous échappera pas que si l'un des interlocuteurs(trices) occupe le terrain par un bavardage intempestif, il ne risque pas d'y avoir d'échange fructueux. Repartir efficacement à une remarque ou à une petite attaque dans ce contexte relève d'un slalom délicat. Votre repartie, si vous parvenez à la placer, risque de tomber à l'eau. Soyez donc dès que possible celle ou celui qui écoute pleinement et vous entendrez quantité d'informations en bruit de fond. Repartir deviendra progressivement un jeu.

À retenir !

Parler à autrui, c'est échanger. Bavarder, c'est finir par se parler à soi et se noyer dans ses propos.

À vous de jouer !

Pour cet entraînement, nous vous proposons d'être trois. Choisissez de préférence trois ami(e)s et tâchez de pratiquer un soir en prenant un verre ou après le dîner.

Deux joueurs choisissent un thème commun d'échange (n'importe quel sujet fait l'affaire, du moment qu'il vous inté-resse). Le troisième est le témoin muet. L'un des deux joueurs entame le débat et s'exprime tant que le témoin muet ne tape pas dans ses mains (il peut aussi dire « stop ! » ou toute autre onomatopée pour signaler à celui(celle) qui parle de se taire). Dès qu'un « stop ! » est lancé, c'est à l'autre débatteur de parler. Et ainsi de suite pendant le temps d'échange qu'il vous plaira.

Attention, le « clapeur » a le droit d'arrêter le parlant quand il le souhaite : après un long ou court bavardage, en milieu de phrase... bref, quand ça l'amuse et non obligatoirement en supposée fin de phrase.

Les deux débatteurs sont donc dépendants d'un signal exté-rieur et peuvent donc se retrouver sans « autorisation de parler » pendant un certain temps si cela est le souhait du « clapeur ».

Les bavards expérimentent la frustration et les peu causants, la gestion des silences imposés.

D'abord, faites tourner le rôle du « clapeur », c'est plus amusant pour tout le monde.

Les débatteurs doivent être tout à leur échange, ils doivent faire attention à ne pas se mettre à attendre le « stop ! » au risque de ne plus être dans l'échange. Cela vous entraînera en plus à intégrer un élément inattendu venant de l'extérieur.

L'écoute est depuis fort longtemps considérée comme un moyen redoutable de stabilité intérieure, voire, parfois, de pouvoir.

> « *Tout flatteur vit aux dépens de celui qui l'écoute.* »
> Jean de La Fontaine, « Le corbeau et le renard », *Fables*.

L'énergie et l'espace : l'autre et moi

Quand on évoque l'art de la repartie, il est fréquent de l'associer à une capacité de promptitude, de vitesse de réponse ou de forte réactivité. C'est à la fois vrai et faux. En effet, savoir repartir n'appartient pas forcément à ceux qui parlent vite ou qui réagissent vite. C'est même plutôt le contraire qui permet d'aiguiser ce don. Tâchons de comprendre les raisons de cet apparent paradoxe.

Comme nous l'avons vu et mieux compris dans les pages précédentes, l'écoute exige une véritable attention aux propos de l'autre. Cela ne veut évidemment pas dire que celui qui écoute s'oblige à ralentir, surtout s'il est d'une nature dynamique. Cependant, lorsque nous prenons progressivement la bonne habitude d'écouter pleinement l'autre, on se rend compte assez rapidement que nous ralentissons sensiblement la vitesse de nos réponses. En effet, le fait d'accorder du temps à celui qui nous adresse la parole nous permet d'en prendre à notre tour pour mieux répondre. L'énergie que nous avions l'habitude de mettre dans les échanges plus machinaux est moindre. On sent clairement que les tensions diminuent d'elles-mêmes et, par conséquent, que la compréhension des propos de notre interlocuteur devient plus claire.

Nous créons instinctivement avec l'autre un espace particulier dans lequel une certaine rencontre se produit. Un individu qui sait repartir est un individu qui s'est parfaitement installé dans cet espace, même s'il s'agit d'une rencontre et d'un échange occasionnel. Il n'est pas obligatoire d'avoir des relations privilégiées avec une personne pour établir un vrai contact, notre capacité d'écoute est ce qui crée ce contact, et il peut durer de quelques minutes à quelques heures selon les circonstances. La qualité de l'écoute n'est pas proportionnelle à la durée de l'échange. Plus je considère l'autre comme moi-même, plus mes reparties seront constructives et efficaces.

Considérer l'autre comme soi-même s'appelle « avoir de l'empathie ». L'empathie est donc l'art de se mettre à la place de l'autre. Dans l'exemple du premier chapitre, Roselyne Bachelot et Nicolas Canteloup pourraient tout à fait échanger leur réplique respective. Il y a une sorte de reconnaissance de niveau mutuel qui rend les reparties aussi croustillantes et efficaces l'une que l'autre. En clair, que nous aimions ou pas notre interlocuteur(trice), nous devons nous situer en égale résonance et, dans ce dessein, nous créons un espace relationnel particulier. Mine de rien, cette notion d'empathie a une importance capitale dans l'art de la repartie que nous visons. Avoir de la repartie ou avoir le dernier mot n'a d'intérêt que si l'échange est brillant, constructif et ludique. Si nous nous situons en résistance, donc en opposition, il y a de forts risques pour que notre repartie soit raide et donne davantage l'impression d'un règlement de compte, ce qui n'est pas le but visé par cet art de l'esprit.

À retenir !

Quel que soit mon interlocuteur(trice), proche ou quidam, je fais l'effort de m'imaginer dans sa situation pendant l'écoute. L'empathie est le fluidifiant de toute relation.

À vous de jouer !

Proposez à un(e) ami(e) le petit jeu suivant.

Demandez à votre partenaire de jeu de jouer quelques instants devant vous un début de situation avec une émotion. Par exemple, jouer une arrivée précipitée le matin à son travail. Il (elle) joue dans l'espace, c'est-à-dire physiquement, avec quelques courtes répliques (soit ses pensées du moment qu'il dit tout haut, soit les quelques remarques qu'il a faites en arrivant). Il ne joue qu'une ou deux minutes.

Vous observez avec attention la saynète : attitudes, émotions, ce qui est dit. Puis, c'est à vous de jouer en continuant la situation pendant une ou deux minutes. Naturellement, vous vous efforcez de reprendre le même état que votre partenaire, la même dynamique mais vous inventez la suite. En clair, devenez l'autre pour le comprendre.

Interrogez ensuite votre partenaire de jeu :

– Se reconnaît-il ?

– La suite que vous avez inventée est-elle crédible ?

Notez dans votre carnet de route ce que vous avez ressenti. Était-ce difficile ? Avez-vous vécu vraiment son parti pris ou est-ce le vôtre qui s'est imposé ?

La vraie difficulté dans cet exercice est de se mettre dans la situation de l'autre. En théâtre, nous parlons d'incarner un personnage. Nous y parvenons en adoptant les attitudes, le rythme et l'intention de l'autre en ressentant sincèrement ce qu'il ressent.

Nous vous suggérons de faire ce petit jeu chez vous ou ailleurs dans un café, un lieu public où vous pouvez être à l'aise. Vous pouvez parfaitement rester assis à une table si vous lever pour jouer vous pose problème pour le moment.

> « [...] L'improvisateur doit faire preuve d'écoute, d'adaptabilité. Il doit pouvoir rebondir sur ce que lui dit son partenaire de jeu en explorant de nouvelles perspectives d'action. L'improvisateur n'est pas seul sur son île déserte. Il y a l'AUTRE. Et il ne pourra pas l'exclure. Il va organiser le monde avec lui. Et c'est là qu'il va découvrir son véritable talent d'improvisateur (et de repartiteur !, note de l'auteur) »
>
> Keith Johnstone, *L'Analyse des mécanismes d'improvisation.*

Un + un = trois... le mystère du tiers

L'échange entre deux individus ou entre un individu et un groupe ou encore entre deux groupes produit un phénomène physique un peu mystérieux. Quel est donc, en effet, ce tiers dans une relation binaire ? Levons le voile tout de suite, ce tiers est invisible ! C'est ce que nous appelons la « rencontre ». Notre langage imagé exprime très bien cette tierce entité lorsque, par exemple, on dit que la « rencontre était électrique » ou encore que « les interlocuteurs avaient des atomes crochus ». Cela démontre bien qu'une rencontre produit quelque chose d'autre que l'addition de deux matérialités que sont les individus.

Le niveau le plus élevé dans la production de ce tiers est la passion. Qui n'a pas connu au moins une fois dans sa vie cet état très particulier qui nous pousse à fusionner avec l'autre au point de se sentir un ? Avoir expérimenté cet état permet de mieux comprendre le phénomène du tiers. Si nous avons été assez attentifs en vivant cette relation extrême (bien que ce soit souvent difficile tant nous sommes plongés dans le feu de la rencontre), nous avons bien senti que la rencontre produisait « autre chose ». Cette « autre chose » est le tiers invisible, le fruit de l'addition de la flamme des deux amoureux. Cet état nous met littéralement « hors de nous-mêmes » car alors nous ne sommes plus autonomes, mais dépendants de l'autre avec qui nous fusionnons... du moins pendant un temps !

Sans aller aussi loin, toute rencontre, brève ou longue, engendre ce tiers qui est le « 3 » de l'équation. Lorsque nous improvisons une véritable histoire avec une autre personne, la capacité de réplique que les improvisateurs démontrent n'est pas, comme on le pense souvent, une bataille de bonnes phrases que l'on aurait disponible en stock dans notre esprit. Cela fait partie des croyances largement répandues à propos de l'aisance à la repartie constatée dans beaucoup de spectacles improvisés aujourd'hui. Nous sommes là au cœur du mécanisme de la repartie efficace et constructive. Pour que cela fonctionne, il nous faut :

– apprendre à répondre à ce que l'autre nous dit ou nous propose ;

– être totalement présent dans l'ici et maintenant ;

– être totalement à l'écoute de l'explicite et de l'implicite ;

– être totalement dans l'échange ;

– ne pas occuper le terrain par un bavardage qui oblitère l'autre.

En fait, nous improvisons tous les jours sans le savoir. Chaque jour, nous rencontrons quantité de personnes, certaines que l'on connaît mieux que d'autres, et chaque jour nous échangeons quantité d'idées et d'informations. Parmi tous ces échanges, une bonne partie se réalise machinalement, nous répétons des automatismes de pensées et donc de langage. Il faut donc, de toute évidence, faire un effort personnel pour reprendre la main et devenir conscient de ce qui se trame dans nos rencontres. Les quelques petits exercices et entraînements déjà proposés depuis le début de cet ouvrage sont indispensables pour redevenir un tant soit peu créateur(trice) de la qualité de nos échanges et donc de nos capacités respectives de repartie.

À ce stade, accordons-nous une petite pause scientifique. De nombreuses études très sérieuses permettent aujourd'hui de mieux comprendre comment fonctionnent notre cerveau et son système synaptique. Pour progresser dans un domaine donné, nous ne pouvons nous épargner l'entraînement et donc la répétition. Voici ce que nous dit le Dr Joseph Dispenza, biochimiste formé à la Rutger University et auteur de nombreuses études sur la neuro-physiologie :

> *« Si l'on fait quelque chose une fois, un ensemble peu structuré de neurones forme alors un réseau en réponse à ce stimulus, mais si l'on ne répète pas ce comportement, il ne laisse aucune trace dans notre cerveau. Lorsqu'une chose est répétée à maintes et maintes reprises, les cellules nerveuses ainsi stimulées développent des connexions de plus en plus robustes, et l'activation de ce réseau devient chaque fois plus facile. »*
>
> William Arntz, Betsy Chasse, Mark Vincente,
> *Que sait-on vraiment de la réalité ?*

À retenir !

Pour développer une bonne repartie, je me positionne non pas contre l'autre, mais avec. Je rebondis sur ce que j'entends comme une continuité et non comme une opposition.

À vous de jouer !

Comme pour les précédents exercices, proposez à un ami (ou une amie) de jouer avec vous. Démarrez l'échange improvisé à partir d'un sujet de votre choix, n'importe lequel fera l'affaire, il faut simplement que vous ayez des choses à dire à ce sujet. Votre partenaire de jeu devra systématiquement vous interpeller avec la même question : « Mais pourquoi tu dis ça ? » ou : « Mais pourquoi tu fais ça ? Vous devrez répondre le plus rapidement possible avec un argument qui se tient et qui fait avancer l'échange. Plus vous serez imaginatif plus vos réponses vous ouvriront des perspectives permettant de raconter l'histoire à deux et non seul.

Après plusieurs entraînements, notez dans votre carnet de route :

– usez-vous de justificatifs ou proposez-vous des avancées ?

– proposez-vous des reparties spontanées et inattendues ?

L'écueil le plus fréquent consiste à tomber dans des réponses justificatives qui ne font pas avancer l'échange, comme : « Parce que c'est comme ça ! » Il y a l'argument et la proposition en plus qui fait avancer l'histoire. Une des clés de progrès est de s'amuser dans l'échange en osant des propositions hors sentiers battus.

La repartie : pique, flèche, défense, attaque… ?

Apparemment anecdotique, cette séquence a son importance car, tant qu'un échange reste un affrontement, l'aisance risque fort de tourner au règlement de compte voire au conflit. Or, il faut bien comprendre que l'art de la repartie relève plus de l'élégance d'esprit que de l'attaque. Ne nous laissons pas influencer par ce que l'on entend à longueur d'émissions télévisées ou radiophoniques qui n'est pratiquement jamais de la repartie mais s'apparente souvent à de la provocation à sens unique. Facile en effet de lancer des piques à un invité peu préparé ou à distance lorsque l'interlocuteur est ailleurs.

Nous souhaitons insister particulièrement sur l'apprentissage d'une repartie constructive, nourrie par les deux interlocuteurs en temps réel. Même si on ressent la réplique d'autrui comme une provocation, autant tout faire pour réajuster l'échange par une belle sortie. Et pour cela, il faut d'une certaine manière garder à l'esprit que l'attitude de l'autre dépend aussi de la nôtre. Il n'est pas inutile de garder à l'esprit qu'un hypothétique « ennemi » puisse devenir une bonne relation, pour peu que l'on sache « encaisser » puis répondre brillamment ou avec humour.

Si vous avez déjà un peu pratiqué les petits entraînements proposés depuis le début de ce livre, vous commencez sans doute à saisir l'importance d'avoir un certain état d'esprit pour développer une aisance à la repartie. Entre autres, celle qui consiste à considérer l'autre comme un partenaire occasionnel ou pérenne. Il est donc nécessaire de savoir se mettre en résonance avec cet autre, qu'il s'agisse d'un ami, d'un collègue, d'une relation familiale ou d'un groupe quelconque avec qui vous échangez.

Nous allons tester notre capacité à transformer une apparente attaque en une collaboration. La tendance naturelle de tout individu est de se positionner en défensif dès qu'il se sent offensé. Selon nos tempéraments respectifs, nos réactions seront différentes. On peut rester sans voix ou au contraire rétorquer vivement ou encore balbutier sans trouver de bonne réponse. L'exercice qui suit a pour objectif de vous permettre de trouver le rythme nécessaire dans un échange très mobile. Le mouvement corporel traduit notre état intérieur. Nous allons donc apprendre à dénouer le corps qui, comme l'esprit, tend à se crisper s'il se sent attaqué.

 ## À retenir !

J'utilise l'énergie de l'attaquant pour répondre, à la façon des pratiquants d'arts martiaux qui intègrent l'énergie de l'autre pour répondre par un mouvement juste et qui prolonge l'autre. En clair, je crée une relation.

À vous de jouer !

Faites cet exercice à deux, en vous mettant face à face exactement comme si vous pratiquiez de l'escrime. Naturellement, vous mimez l'épée. Demandez à votre partenaire de vous lancer un mot courant auquel vous allez répondre par association. Par exemple, s'il vous lance « vacances ! », vous répondez le mot que votre esprit y associe spontanément. Puis, votre partenaire associe à son tour sur votre mot et ainsi de suite pendant quelques minutes.

Mais, vous avancez et reculez l'un et l'autre comme pour une séquence d'escrime sauf que vous tendez votre bras, main ouverte et souple, vers votre partenaire qui est en face et qui fait de même. Nous devons voir un couple face à face dont le mouvement d'avance et de recul correspond à chaque mot offert de part et d'autre.

Après quelques tentatives, que remarquez-vous :

- Êtes-vous raide ou parvenez-vous à aller et venir vers votre partenaire souplement ?

- Cherchez-vous des mots associés en faisant « heu... » ou les mots surgissent-ils assez rapidement de votre esprit ?

- Êtes-vous physiquement plutôt en reculade (défensif) ou en avancée sur l'autre (offensif) ?

L'objectif précis de l'exercice est de trouver le tempo corps/propositions de mots associés. Cela ne fonctionne qu'à partir du moment où vous collaborez, quel que soit le mot qui vous est proposé en face.

L'exercice n'est pas si simple, mais il est parfaitement à votre portée ! Il faut parvenir à créer avec votre partenaire un mouvement assez fluide où vous avancez et reculez en harmonie l'un(e) et l'autre. Quand on règle le mouvement du corps, en général, ce sont les mots qui bloquent. Prenez donc votre temps au début, faites-le lentement, puis mettez progressivement un peu plus de dynamisme.

Si votre partenaire vous lance des associations de mots de telle sorte qu'il cherche à vous déstabiliser, gardez le tempo (en l'occurrence, vous reculez pour accueillir le mot) en gardant le plus possible votre calme. La réponse viendra plus aisément en même temps que vous avancez de nouveau d'un pas ou deux vers votre partenaire.

> *« Il ne me fut pas facile ni amusant d'accepter le fait
> que je crée ma propre réalité. J'examinai le carnage et
> le chaos que j'avais créés autour de moi et je me dis :
> "Merde, c'est un fouillis !" Mais que voulez-vous ? Si je peux
> créer cela, je peux aussi créer quelque chose d'autre. »*

Témoignage de Betsy Chasse,
Que sait-on vraiment de la réalité ?

L'Autre = Moi

Voilà une bien jolie équation, me direz-vous, mais au fait, ça signifie quoi ? Pour bien saisir les vrais enjeux d'une telle équivalence, nous allons prendre un nouveau petit sentier dans notre balade en Terre de Repartie et d'Improvisation : celui qui nous emmène à l'empathie. Ni sympathie, ni son contraire, l'antipathie, l'empathie est l'art de se mettre à la place de l'autre. Cette position particulière réclame un effort de projection de soi. Une petite anecdote nous permettra de comprendre tout de suite de quoi il s'agit.

Romain est au volant de sa voiture et tourne depuis cinq minutes dans le quartier pour se garer. Bien évidemment, toutes les places sont prises. Romain commence à s'énerver, il regarde sa montre et se met à maugréer à voix haute. D'ailleurs, il n'est pas le seul à chercher. Un autre automobiliste, devant lui, roule lentement et chasse le créneau libre. Soudain, loin devant lui, Romain aperçoit une voiture qui déboîte et libère une place. Il s'excite davantage, cherche par tous les moyens à atteindre le créneau libéré avant l'autre automobiliste. Il prend une rue sur la droite. Il va, il vire, tourne en reprenant un peu de vitesse, il est sûr qu'il va récupérer cette place. Mais lorsque enfin il rejoint la rue principale, le concurrent est déjà en train de faire son créneau. Romain laisse éclater son agacement et, seul dans sa voiture, invective le chanceux qui se gare.

Quel conducteur n'a pas déjà vécu ce genre de situation ? Cet exemple nous permet de comprendre l'intérêt de l'empathie. S'énerver, s'en prendre à l'autre ou à la terre entière ne fait en aucun cas changer le résultat de la situation. Romain doit de toute façon repartir à la recherche d'une place ou abandonner l'objectif. Par contre, s'il fait l'effort de s'imaginer être l'autre conducteur, il lui sera alors plus facile de comprendre l'inutilité de considérer l'autre comme un obstacle à son dessein. Mais quel intérêt ? me direz-vous. Eh bien, il y a plusieurs avantages à opter pour cette vision :

– *un gain d'énergie* : s'énerver est une réelle perte d'énergie et, par ailleurs, ça ne change pas le cours des événements ;

– *un sentiment de complicité* avec l'autre : « Chapeau, l'artiste, la prochaine fois ce sera moi ! » ;

– *une émulation* pour agir autrement la prochaine fois.

Nous nous percevons volontiers détachés des autres. Ces autres sont étrangers à nous-mêmes. Cela accentue le côté négatif de la concurrence où l'autre devient un obstacle. Il n'y a pas de plus grande erreur que de se vivre non relié aux autres. Toute forme de repartie réussie résulte d'une complicité implicite entre deux protagonistes. Le jeu n'exclut nullement l'esprit de compétition, mais il n'est productif qu'à condition de ne pas oublier que l'on est ou sera tôt ou tard dans la situation de l'autre. C'est ce que l'on appelle l'« empathie » et c'est une attitude à la portée de tous.

Notre quotidien est truffé de petites circonstances ordinaires où nous pouvons tester notre capacité d'empathie. Si, par exemple, vous êtes du genre qui « met en boîte » ses proches, essayer à l'occasion d'imaginer que c'est vous qui recevez la taquinerie, et tâchez d'évaluer ce que vous ressentez. Est-ce marrant ? vexant ? embarrassant ? L'empathie à elle seule permet de réajuster nos réflexes d'une façon consciente, ce qui est d'une grande utilité dans nos futures relations.

Ah ! au fait, l'empathie va de pair avec la conscience de soi. À ce stade de notre balade, asseyons-nous à nouveau pour vérifier notre état physique et psychique. Arrêtons-nous un instant de lire et voyons en quoi consiste vraiment cette conscience de soi. Il vous suffit d'arrêter quelques instants ce que vous êtes en train de faire. Que ressentez-vous ? Êtes-vous bien assis ? Comment est votre respiration ? Quels bruits percevez-vous autour de vous ? Comment vous sentez-vous dans vos muscles ? Souvenez-vous, dans notre étape sur le « bavardage », nous avons évoqué l'importance des temps que l'on peut s'accorder avant toute réplique. Aussi brefs soient-ils, ils nous permettent précisément de prendre conscience de notre état émotionnel du moment. Observez les personnages politiques habitués des plateaux télévisés et, donc, à recevoir des questions pièges ou des provocations. Vous noterez très souvent qu'ils marquent un temps égal à une inspiration avant de répondre. D'ailleurs, lorsque l'on a des idées créatives, ne dit-on pas « avoir de l'inspiration » ?

Dès maintenant, amusez-vous à vous accorder des inspirations à l'occasion de vos divers échanges et notez ce qui change subtilement en vous.

L'intention et les émotions

Nous avons réservé pour la fin de cette deuxième partie ce que l'on pourrait nommer le « cœur battant » de tout échange. Car il n'y a pas de relation sans dynamique émotionnelle et sans le motif initial de l'échange, l'intention. L'émotion joue un rôle particulièrement important dans la repartie. De part et d'autre, les protagonistes sont évidemment traversés par une émotion, que ce soit de la satisfaction, grâce à une réplique bien envoyée, ou de la déstabilisation, parce que la repartie est inattendue. Dans tous les cas, il nous faut aussi apprendre à les repérer pour qu'elles deviennent des alliés et non des handicaps.

Ce sont les émotions qui guident nos réactions. Certains les maîtrisent, d'autres pas. Notre culture nous a longtemps conseillé de les contrôler, ce qui est légitime mais peu rentable à la longue. Aujourd'hui, on parle d'intelligence émotionnelle et nous allons voir en quoi l'émotionnel peut effectivement nous rendre service… à condition de savoir quoi en faire ! Laissez-moi vous conter une anecdote personnelle à ce sujet.

Lors de mes premières années d'improvisation, nous faisions des matchs devant des publics de 800 à 1 200 personnes. Malgré mes quelques années de théâtre, mon trac, lors de ces soirées, atteignait des niveaux records. Je me préparais vingt-quatre heures avant, usant de tas de subterfuges pour contrôler mes émotions. J'appris à respirer, à visualiser, à mentaliser et à contenir toute mon énergie mentalement. Bien sûr, tous ces trucs étaient intéressants, mais il fallait recommencer à chaque fois, sans compter que cela ne fonctionnait pas toujours. Et puis un soir, mon coach d'équipe, quelques secondes avant de m'envoyer dans l'aire de jeu, me dit : « Sers-toi de ton état pour démarrer ! » Je n'eus pas le temps de réfléchir à cette remarque car nous n'avions que vingt secondes de préparation avant le coup de sifflet de jeu. Je me retrouvai donc face à l'autre joueur, remplie d'une peur qui me tétanisait de la tête aux pieds. Sans que je fasse d'effort mental, un personnage aux répliques redoutablement drôles et efficaces surgit de mon état émotionnel. Nous réussîmes une très belle improvisation et lorsque je revins sur mon banc d'équipe, j'eus l'étrange sensation d'avoir « physiquement intégré » un des plus grands principe de construction spontanée, celui qui consiste à répondre à partir de la sincérité de notre état et d'en faire un moyen créatif.

Cet exemple personnel ne signifie en aucun cas qu'il faille réagir partout et toujours à partir de nos émotions spontanées, ce qui serait, avouons-le, passablement épuisant. Il faut replacer ce comportement dans le cadre de notre objectif, celui de l'apprentissage de la repartie constructive. Or, les moments de repartie sont souvent des moments brefs, et souvent inattendus, de notre quotidien. L'émotion (surprise, malaise, peur, agacement) est donc toujours au rendez-vous. Elle fait partie du jeu social et nous la croiserons régulièrement au cours de notre balade en Terre de Repartie et d'Improvisation. Transformons-la en une aide précieuse !

À retenir !

Prenez conscience de l'émotion qui vous traverse dès que vous recevez une remarque inattendue. Ne cherchez pas à contrôler par le mental mais par une inspiration.

À vous de jouer !

Dès que, dans votre vie quotidienne, vous vivez une situation où l'émotion est très présente, laissez d'abord l'autre s'exprimer (surtout s'il s'agit de colère ou de contrariété) et tâchez de définir l'émotion qui vous traverse. Devenez, pendant quelques instants, spectateur(trice) de votre émotion. Accordez-vous un petit temps pour saisir à la fois votre état émotionnel et l'intention contenue dans la remarque de votre interlocuteur(trice), puis répondez. Au début, cela vous paraîtra un peu compliqué et c'est normal. Persévérez dans ces expériences *in vivo*, vous constaterez que progressivement vos réponses changent. C'est cette petite distance qui offre l'occasion d'une repartie vive, humoristique ou tout simplement bien ciselée. Mais attention ! Veillez à rester autant que possible bienveillant, n'oubliez pas qu'une bonne repartie est toujours l'occasion d'un bon moment plutôt qu'un règlement de compte.

Et pour mieux comprendre encore, aventurons-nous dans ce petit chemin discret qu'est l'intention.

Si l'on se réfère aux diverses expressions contenant le terme « intention », on comprend qu'il s'agit d'un dessein au sens d'avoir un projet sous-jacent voire une arrière-pensée. Et comme son nom l'indique, une autre pensée est derrière la première. Nous nous exprimons tous sur deux niveaux :

– *l'explicite* : ce qui est exprimé à l'extérieur (le dit à entendre) ;

– *l'implicite* : ce qui est sous-jacent (le non-dit).

L'intention est consubstantielle à l'expression parlée et elle prend une importance primordiale lorsque l'on est déterminé. Lorsqu'on répond à la volée à quelqu'un, c'est-à-dire que l'on repartit à une remarque, notre intention est généralement de « clouer le bec » à l'autre ou de « marquer un point » en fin d'échange. L'intention est le *back office* (l'arrière-boutique !) de notre action, c'est-à-dire de la repartie. La qualité et la force de notre repartie dépendent de notre capacité à combiner intention et action dans l'ici et maintenant (voir le premier chapitre).

 **À retenir !**

« L'instant décisif ne laisse jamais le temps du choix » (Tariq Demens, cité par Denis Marquet dans le magazine *Nouvelles Clés,* n° 57)

C'est pourquoi nous insistons sur l'importance d'un absolu « temps d'écoute » pendant que notre interlocuteur(trice) s'exprime. C'est parce que l'on a appris à accorder cette qualité d'écoute que l'on peut repartir vite et bien. Voici un petit jeu amusant que vous pourrez pratiquer quand vous le voulez avec des amis. Il vous permettra d'entraîner votre réactivité par l'imaginaire tout en vous amusant.

À vous de jouer !

Demandez à votre partenaire de jeu de vous envoyer des phrases, type remarque ou question, sur n'importe quel sujet qui lui passe par la tête. Vous devez répondre sur-le-champ en vous adaptant à l'univers qu'il sous-entend.

Par exemple :

Lui/elle : « Venez vite ! Un policier est en train de vous mettre une prune ! »

Vous : « Merci ! C'est la voiture de mon beau-père ! »

Attention, vous devez être en résonance avec l'état de votre partenaire, et répondre vraiment à la question. Plus vous créerez une complicité de jeu avec votre partenaire, plus votre imagination sera féconde et plus vos reparties deviendront drôles, inattendues, originales, rapides. Souvenez-vous que vous pouvez apprendre en vous amusant, c'est même recommandé pour mémoriser les bonnes choses.

Chapitre 3

Apprendre en s'amusant !

Partir du réel

Si nous avons choisi de vous proposer des petits exercices d'entraînement à pratiquer le plus souvent possible dans la vie quotidienne, c'est précisément parce que tout progrès, au niveau de nos comportements, n'est réalisable que si nous pouvons l'intégrer d'une façon naturelle. Or, développer sa capacité à avoir une meilleure repartie est utile dans notre vie courante. Les occasions sont fréquentes aussi bien dans notre vie professionnelle que nos relations amicales ou familiales. Encore une fois, il ne s'agit pas de vouloir devenir le « roi de la vanne qui tue » ou le réactif incollable qu'on invite dans les soirées branchées. Notre balade en Terre de Repartie et d'Improvisation est avant tout une invitation à se découvrir et à tester nos ressources en matière d'échange. Si, grâce à la pratique de nos divers jeux d'entraînement, vous devenez un adepte de l'improvisation, vous découvrirez, comme ce fut le cas pour moi, des terres inconnues dans le vaste champ qu'est notre esprit.

Depuis le début de notre balade, nous avons attiré votre attention sur un certain nombre de notions qui, toutes, relèvent avant tout d'une prise de conscience de soi. Pour éviter de nous embrouiller avec des concepts de psychologie complexes, nous allons essentiellement nous pencher sur ce que l'on nomme le « réel ». Ce terme, souvent évoqué dans le langage courant, revêt, lui aussi, un double visage, car il désigne à la fois la matérialité (une chaise est une chaise et je la vois) et l'immatériel (les idées que l'on se fait du monde). Et c'est ce second aspect qui nous intéresse plus particulièrement. Voyons comment et pourquoi.

Deux amis discutent à une terrasse de café. Leur discussion est passionnée, ils parlent de leur entreprise et de la stratégie commerciale :

A : « La vérité, je vais te dire, c'est que nous devrions être plus agressifs au niveau marketing ! Nos concurrents le sont, pourquoi pas nous ? »

B : « Parce que nous ne sommes pas eux… »

A (interloqué) : « Qu'est-ce que tu me racontes là ? »

B : « Notre vision du marketing ne peut pas être la même que nos concurrents. »

A (qui ne comprend toujours pas) : « N'importe quoi ! Toutes les entreprises ont une politique de marketing et ce qui diffère, c'est la force de frappe ! »

B : « Notre problème n'est peut-être pas une question de marketing. »

A (qui commence à s'échauffer) : « Ah bon ? Et c'est quoi alors ? »

B : « Peut-être une question de vision... »

A : « Mais de quoi parles-tu ? »

B : « Du fait que pour le moment, dans notre entreprise, chacun propose sa petite idée et personne n'est d'accord, ça ne peut pas marcher... »

A : « Mais c'est bien pour ça que je te dis qu'en vérité, définissons une nouvelle politique de marketing et tout le monde s'y ralliera ! »

B : « En vertu de quoi, tous se rallieraient-ils ? »

A : « Parce que c'est le réalité de notre entreprise aujourd'hui. »

B : « Ca, c'est juste ton point de vue, pas forcément celui de nos collaborateurs. »

Cette petite anecdote est extraite d'une histoire vraie et il y a de fortes chances pour que vous ayez vécu des échanges du même genre. Derrière la banalité des propos se profile un faiseur de discussion « à bâtons rompus » : la subjectivité. Ce point de vue personnel est le résultat d'une histoire et d'un parcours singuliers. Cette subjectivité est notre lunette d'accès à l'extérieur, au monde qui nous entoure. Nous fabriquons en quelque sorte chacun(e) notre propre « réalité ». Nos décisions, actées et exprimées, sont le résultat de cette vision personnelle. Ce que nous nommons sincèrement « la » vérité d'une situation donnée est une pure illusion. Difficile à saisir ? C'est normal, et pour vous en convaincre, voici un petit test rigolo à faire entre amis.

À vous de jouer !

« Qu'est-ce qu'une nation ? »

Posez cette question à plusieurs personnes réunies et notez les réponses de chacun. Que constatez-vous ? Que chaque personne donne une définition personnelle plus ou moins différente de celle des autres. Vous pouvez tester plusieurs fois en changeant le terme « nation » par un autre et vous constaterez à chaque fois des différences.

Cela nous permet de mieux comprendre la difficulté que nous avons à nous mettre d'accord dans les démocraties. Comme toujours il nous faut trouver un consensus et c'est pourquoi prendre une décision nécessite souvent du temps et beaucoup d'échanges.

Si vous souhaitez avoir une bonne repartie au cours d'un échange difficile, il vous faut prendre en compte cette vérité illusoire afin d'éviter de tomber dans le règlement de compte. Une bonne repartie ne peut être que la prolongation habile, drôle, percutante d'une remarque faite par quelqu'un chez qui on a saisi l'intention. L'exemple entre Nicolas Canteloup et Roselyne Bachelot en est une parfaite démonstration. La ministre a su capter immédiatement l'univers (la porte grinçante) et a prolongé tout naturellement cet univers (le lavabo qui se vide) en y mettant le même ton humoristique.

À retenir !

La repartie est une réponse qui prolonge une remarque en adoptant le même univers. Une repartie réussie est un trait d'esprit complice et non une réponse d'opposition ou de résistance.

Ce type de complicité dans un échange est le résultat de notre capacité à dire « oui » implicitement à notre interlocuteur. Si l'on cherche à contrôler l'autre par une réplique du type règlement de compte ou d'opposition, nous bloquons l'échange.

> *« Les joueurs (repartiteurs) de haut statut bloqueront toutes les actions jusqu'à ce qu'ils sentent qu'ils contrôlent la situation. »*
>
> Keith Johnstone, L'*Analyse des mécanismes de l'improvisation.*

Les « flags » de la vie courante

Comme nous le soulignons depuis le début de notre périple, notre vie courante nous offre des occasions diverses pour nous entraîner à la repartie. Nous venons de voir par la même occasion que « notre réalité » est truffée de pièges et que la prise de conscience de notre subjectivité peut nous aider à nous replacer en complice d'un échange, quel qu'il soit.

Cela nous amène tout naturellement à l'un de nos meilleurs alliés en matière d'échange : l'humour. Comme le disait Pierre Desproges : « On peut rire de tout mais pas avec n'importe qui. » Si vous vous êtes déjà un peu exercé avec quelques-uns des jeux proposés dans cet ouvrage, vous commencez à aiguiser votre capacité d'écoute et d'observation et vous êtes donc en mesure de repérer les situations où l'humour va de soi en termes de repartie. Il ne vous aura pas non plus échappé que l'humour est le style le plus fréquemment employé par les repartiteurs efficaces. Une fois encore, ne nous trompons pas, certains humoristes de télévision nous font rire par leurs « vannes » souvent provocatrices, mais, dans presque tous les cas, les répliques sont faites unilatéralement, l'interlocuteur est juste un invité pour qui il est assez difficile de rétorquer compte tenu des contraintes de plateau. C'est pourquoi nous nous concentrerons essentiellement sur les situations de flagrante repartie de la vie courante.

S'il est vrai que certaines circonstances de la vie sont de vraies occasions de tenter de belles reparties, nous vous conseillons cependant de choisir les moments les plus adaptés. Ces moments ne sont évidemment pas classables, mais on peut d'emblée noter que les meilleures occasions sont les réunions amicales ou les situations furtives de notre vie sociale. Il y a deux raisons simples à cela : la première, parce que c'est au cours de réunions entre amis que l'humour se manifeste le plus naturellement, et la seconde parce que notre vie sociale est riche en petites remarques inattendues. La touche d'humour, fine de préférence, est un des moyens dont nous disposons pour rebondir derrière une remarque ou une proposition inattendue.

Depuis le début de votre entraînement, nous vous avons proposé un certain nombre d'exercices pour vous familiariser avec les bases de l'improvisation car l'art de la repartie est celui de l'immédiat et de notre capacité à saisir en un instant l'essentiel d'une situation. Nous vous suggérons donc de commencer dès maintenant à profiter de toutes les occasions de votre vie courante pour mettre en pratique l'ensemble des notions précédentes :

– la conscience du moment présent ;

– votre état émotionnel au moment de l'échange ;

– l'inspiration, au sens d'une écoute sans anticipation intellectuelle ;

– le maintien de votre empathie (l'autre, c'est vous) ;

– un positionnement complice.

À vrai dire, tous ces mécanismes se manifestent en même temps. Si nous vous avons jusqu'ici proposé des entraînements sur chaque notion séparée, c'est avant tout pour que vous puissiez intégrer consciemment chaque nouveau comportement. En effet, les réflexes machinaux traduisent une volonté de contrôle, laquelle aboutit très souvent à un blocage de votre imagination. Mais comment faire pour que l'ensemble de ces nouveaux comportements se manifeste d'une façon unifiée ?

L'intégration d'un nouveau comportement créatif

Nous l'avons déjà mentionné précédemment, la question de la créativité et de l'imagination dans l'art de la repartie et de l'improvisation est récurrente. Dans nos ateliers d'improvisation, beaucoup de joueurs pensent que la créativité découle uniquement de l'imagination du sujet, or, s'il est toujours souhaitable d'avoir une bonne culture générale, il s'avère que l'imaginaire d'un individu se développe encore une fois grâce à l'autre !

Dans le magnifique roman de Michel Tournier, *Vendredi ou les Limbes du Pacifique*, le personnage principal, totalement isolé sur une île déserte, reconstruit sa petite vie à partir de son expérience première lorsqu'il vivait parmi les hommes et la civilisation. Pourtant, il ressent vite une limite à son propre développement lorsque l'absence d'un autre se fait durement sentir. L'irruption d'un personnage inattendu dans sa solitude déclenchera un sentiment puissant d'existence et de progrès.

L'histoire est universelle et nous constatons le même phénomène dans tous nos rapports avec les autres. Un individu très brillant trouve vite ses propres limites s'il est isolé. L'imaginaire de l'autre se combine au nôtre et c'est la rencontre de ces deux imaginaires qui produit en nous des idées et des propositions nouvelles. Si nous prenons soin de répondre vraiment à la proposition ou à la remarque que nous fait notre interlocuteur(trice), nous pouvons tout naturellement construire ensemble un échange, un dialogue ou carrément une histoire. Observez autour de vous et écoutez les nombreux échanges qui se produisent dans les lieux publiques. Vous constaterez que très souvent les échanges sont artificiels. Nous monologuons ensemble et ne répondons pas souvent à ce qui nous est dit. C'est la raison principale pour laquelle nous insistons sur l'absolue nécessité de savoir être présent à l'autre afin que notre réponse ou notre repartie ait un sens. Notre créativité naît de l'écoute de l'autre. Nous tirons des fils qui partent d'un mot, d'une idée contenue dans le dit de l'autre. C'est ainsi que les dialogues se construisent et c'est ainsi également que les reparties efficaces surgissent.

Voici un nouvel exercice que vous pourrez pratiquer entre amis ou en famille comme un jeu :

À vous de jouer !

Vous pouvez jouer à deux ou plus. Demandez à votre partenaire (ou à l'un de vos partenaires si vous êtes plus de deux) de vous dire quelque chose, une proposition qui lui passe par la tête. Faites comme si vous étiez l'un comme l'autre dans un début d'échange.

Écoutez totalement ce qui vous est dit ou proposé, et répondez à partir d'un mot, celui qui vous accroche le plus, contenu dans la phrase qui vous est adressée. Inspirez-vous de ce mot ou de cette idée, vous sentirez ou verrez surgir en vous des idées/images. Ce sont ces idées/images qui alimentent votre propre imagination.

Plus vous vous exercerez à ce petit jeu et plus vous développerez votre imaginaire et votre créativité. Si, en plus, vous êtes amateur de cultures diverses, votre imagination s'en trouvera d'autant enrichie. Dans tous les cas de rencontres, de relations, aussi courtes soient-elles, l'interactivité entre deux (ou plus) individus est d'autant plus riche que l'écoute, au sens de se rendre disponible pour l'autre, est élevée. L'art de la repartie s'inscrit exactement dans cet ordre. Elle est essentiellement une réponse à une intention. Cette repartie n'est donc pas une bonne « vanne » ou une « phrase qui tue » qui surgirait spontanément de l'esprit d'un individu qui disposerait d'un don inné. L'art de la repartie est une disposition d'esprit que l'on acquiert en élargissant notre conscience interrelationnelle.

À retenir !

Avoir de l'imagination, c'est le fruit d'une culture générale entretenue et de l'écoute d'autrui.

Faisons à présent un petit saut du côté d'une autre idée reçue : la réactivité.

Terme assez tendance depuis quelques années, il est fréquent de dire d'un individu qui agit vite, qu'il est « réactif ». Il y a une petite méprise dans le sens accordé à ce terme. En effet, on entend volontiers dans ce mot l'idée de vitesse de réaction. C'est à la fois vrai et faux. Voyons de plus près ce paradoxe.

Parmi les questions fréquentes posées par les participants à nos ateliers d'improvisation, il y a ce souhait récurrent d'apprendre à réagir vite face à un joueur. Or, il s'avère que vouloir aller vite ne produit presque jamais de propositions ou de réponses très brillantes. On peut faire illusion le temps d'une improvisation, mais l'absence de construction avec l'autre se manifeste, pour le coup, assez rapidement dans l'échange. Une fois encore, le constat de la nécessité d'un temps d'écoute et d'inspiration, aussi bref soit-il, se vérifie. Le paradoxe se situe exactement là. Pour mieux comprendre, faisons une analogie avec le tennis. Il y a dans ce sport, des joueurs qui aiment réagir, c'est-à-dire prendre l'initiative et qui, pour cela, « montent au filet ». Ils prennent des risques, mais quand ce sont de bons joueurs, c'est payant. Et puis il y a les joueurs de fond de court, qui restent en amont et répondent à l'envoi après une rapide analyse visuelle de la trajectoire. Ces deux attitudes sont aussi valables l'une que l'autre, mais, curieusement, les temps de réaction sont quasiment identiques dans les deux cas. Pourtant, de l'extérieur on a « l'impression » que celui qui « monte au filet » réagit plus vite. La différence, s'il en est, ne réside pas dans la vitesse d'action, mais dans la position stratégique respective des joueurs. L'un anticipe et provoque, l'autre analyse et répond. Dans presque tous les cas de réponse face à une initiative, la réponse précipitée n'est pas suffisante.

Remplaçons le joueur de tennis qui prend l'initiative par l'individu qui vous adresse une remarque ou une proposition. Si vous souhaitez avoir une bonne repartie, il est préférable de prendre votre inspiration (ce temps bref de l'écoute totale, équivalent de l'analyse visuelle du joueur de fond de court) pour permettre à votre imagination de produire une bonne repartie. Cependant, comme nous le préconisons dans tous les exercices, nous disposons tous de moyens permettant de développer plusieurs positionnements différents. Ce qui permet à un individu de répondre aisément à plusieurs situations, c'est sa capacité à se déplacer, comme le joueur de tennis apprend à se déplacer sur le court.

Changez de vision !

Avant de goûter pleinement au plaisir pratique du jeu en Terre de Repartie et d'Improvisation, nous allons faire un panoramique sur le paysage du monde tel que chacun le voit. Pour faire ce point visuel, revoyons les paragraphes du chapitre 2 à propos de l'empathie (l'autre, c'est moi) et de l'impact de nos émotions projetées. *L'homo modernus* que l'on est baigne dans un monde d'interrelations denses et permanentes. Depuis le début de cet ouvrage, nous mettons en lumière une grande partie des dessous de nos relations avec les autres et plus particulièrement ceux de nos échanges réactifs. Car l'enjeu de la repartie maîtrisée est de maintenir un échange en y ajoutant, selon les circonstances, un mode drôle, productif, spirituel (au sens d'une richesse d'esprit) et, pourquoi pas, mémorable. Bref, la repartie bien maîtrisée est aussi une façon d'exister dans un monde d'hypercommunication.

Lorsque nous évoquons la nécessité de changer notre vision, nous parlons, et vous l'aurez compris, non pas de nos yeux mais des représentations internes de ce que nous voyons à l'extérieur. Or, il y a là un petit phénomène très intéressant à comprendre. Comme nous l'avons abordé plus haut à propos de la subjectivité qui nous guide systémati-quement, nos cinq sens (vue, toucher, ouïe, odorat, goût) sont les interfaces qui nous séparent de la réalité objective du monde. Partant de là, il devient évident que ce que nous percevons du monde est littéralement interprété par nos sens. Et pour couronner le tout, cette interprétation dépend également de notre histoire personnelle. C'est la raison pour laquelle les exercices proposés sur l'écoute totale invi-tant à être présent à cet « autre qui nous parle » sont essen-tiels. Avec de l'entraînement, nous apprenons ainsi à réagir et à répondre avec une petite distance qui nous permet de produire une repartie humoristique ou percutante et, en tout cas, constructive. Celle ou celui qui nous adresse une remarque ou une proposition est également dans « son monde » et, comme nous, il(elle) est fort de sa croyance. Ce qui nous permet de nous ajuster efficacement dans notre repartie, c'est notre capacité à adapter notre « propre monde » à celui de l'autre. Dans l'exemple entre les deux protagonistes A et B (voir chapitre 3, « Partir du réel »), le personnage B, par ses remarques, invite A à « voir » la situa-tion autrement.

Il est évident que le fonctionnement de notre esprit ne dépend pas que du cerveau et que beaucoup d'autres para-mètres entrent en compte. Il apparaît cependant que notre vision personnelle du monde, ce qui devient pour nous la « vérité », est créée à partir d'un langage rationnel et logique émanant en grande partie de l'hémisphère gauche de notre cerveau. L'hémisphère droit est davantage sollicité dans l'abstrait, le créatif et l'imaginaire. Les manifestations créatrices viennent de l'hémisphère droit avant d'être mises en forme par le gauche. C'est pourquoi, plus notre hémisphère droit est sollicité (par des jeux et des exercices créatifs) plus nous développons nos réponses créatives. Dans le gymnique connu : « pied-à-terre → terre de feu → feu follet → lait de vache → vache de ferme.... », l'esprit fait des associations libres, non logiques, sur le seul critère phonétique. On appelle cela « avoir l'esprit d'escalier ». Vous pouvez en effet créer quantité de variantes à cette suite en vous efforçant de trouver des associations plus imaginatives à chaque fois. C'est exactement le procédé que Roselyne Bachelot a instinctivement utilisé pour répondre à Nicolas Canteloup. « Porte grinçante » → « Lavabo qui se vide » !

Évaluons à présent notre vision personnelle du monde.

À vous de jouer !

Vous allez improviser avec votre partenaire de jeu à partir d'une photo ou d'une gravure choisie dans un livre. Observez bien tous les deux pendant quelques minutes l'image, puis mettez-la de côté. Essayez de ne plus la regarder et commencez à raconter la suite de la scène représentée sur l'image figée. Imaginez ainsi pendant une courte minute puis passez la main à votre partenaire, qui doit construire à votre suite, c'est-à-dire en tenant compte de ce que vous avez déjà inventé. Puis continuez ainsi en alternant en tâchant de construire une seule et même histoire.

Que remarquez-vous ?

– Quel genre d'imaginaire avez-vous l'un et l'autre ?

– Parvenez-vous à entrer dans l'imaginaire de l'autre ?

– La « vision » associative de votre partenaire vous aide-t-elle à trouver le point de construction commune ?

 **À retenir !**

Pour repartir avec humour et efficacité, je me mets en résonance avec l'imaginaire de l'autre en utilisant les mêmes métaphores (mots, ton, images).

> *« Nous devons [...] considérer une image du monde comme la synthèse la plus vaste, la plus complexe que peut réaliser l'individu à partir des myriades d'expériences, de convictions, d'influences, d'interprétation et de leurs conséquences sur la valeur et la signification qu'il attribue aux objets perçus. L'image du monde, c'est au sens très concret et premier le produit de la communication [...] »*
>
> Paul Watzlawick, *Le Langage du changement*.

Terre de Repartie et d'Improvisation : l'enfant en soi

Comme nous le soulignons depuis le début, repartir efficacement, c'est apprendre à jouer avec l'événement présent. Nous entendons par « événement » la remarque perturbante, la proposition inattendue, la réaction surprenante ou, tout simplement, la possibilité de donner une suite créative à une situation inopinée. Or, pour qu'une contrainte devienne un moyen, voire un don, il n'est pas inutile de travailler en s'amusant. Tous les exercices proposés dans cet ouvrage sont à pratiquer littéralement comme des jeux. Et l'on se met à jouer lorsque :

– on a du temps libre ;

– on est en compagnie de gens dans la même disposition ;

– on veut découvrir quelque chose de nouveau ;

– on veut partager une nouvelle expérience ;

– on veut « se friter » avec soi en se confrontant à l'autre, différent de soi.

Mais, il y a une autre dimension dans cette découverte en s'amusant, c'est que l'enjeu n'est pas un gain matériel mais immatériel. En clair, il n'a pas de prix !

Ce qui nous différencie de l'enfance, à part, bien sûr, l'âge, c'est que lorsque l'enfant joue, il est totalement à ce qu'il fait, il est dans l'ici et maintenant. Cela peut paraître surprenant, mais nous constatons régulièrement dans nos ateliers d'improvisation la réelle difficulté qu'a un adulte à retrouver cet état d'être, sincère, et dans l'instant présent. Cela demande un effort certain que l'on a abordé dans la partie sur le lâcher prise. Il n'y a rien de plus difficile que de renoncer à tout contrôler. C'est le paradoxe de l'improvisation où l'autre devient notre point d'ancrage et vice-versa. Le match d'improvisation, que nous avons largement contribué à introduire en France, est un show paradoxal qui en a usé plus d'un. L'aspect compétitif très marqué de ce show, à l'origine sportive, a escamoté sa caractéristique la plus révolutionnaire : son incontournable fonctionnement collaboratif sous-jacent.

Entre deux individus qui ont de la repartie, existe de fait une volonté de *collaborer*. Nous l'avons souvent souligné, la recherche du contrôle de l'autre par le bon mot peut fonctionner ponctuellement, mais cela ne produit pratiquement jamais de belles reparties constructives. L'étonnement fréquent que l'on peut ressentir en recevant une remarque ou une proposition inattendue est un instant de vacuité furtif où naît l'inspiration. Les joutes oratoires ne datent pas d'hier et l'improvisation non plus. La *comédia dell'arte* était à l'origine une trame à partir de laquelle les acteurs improvisaient. Quant aux joutes d'esprit, Patrice Leconte, dans son film *Ridicule*, nous rapporte brillamment les us et coutumes à la cour du roi Louis XIV où l'on se mesurait par le jeu des joutes d'esprit. Mis à part les tricheurs (il y en a dans tous les jeux), l'exercice n'était pas facile et l'on découvre fort bien dans ce film les mécanismes nécessaires pour que ces reparties restent à la fois ludiques et créatives. Ce sont tous ces mécanismes que nous avons parcourus depuis le début de notre promenade en Terre de Repartie et d'Improvisation.

Presque toutes les très bonnes reparties sont des réponses en résonance avec la métaphore de la réplique initiale, comme c'est le cas dans la réponse de Roselyne Bachelot à Nicolas Canteloup. Il vous faut donc capter tout de suite l'univers métaphorique que votre interlocuteur emploie lorsqu'il vous adresse une remarque. Prenons un exemple extrait d'un film classique français, *Mélodie en sous-sol*, dont les dialogues sont d'Albert Simonin, l'un des meilleurs dialoguistes français des années 1960 :

Remarque personnage 1 : « Ton père et moi, tu nous feras mourir de chagrin ! »

Réponse personnage 2 : « Tant mieux, comme ça on ne retrouvera pas l'arme du crime ! »

Ou encore, la scène suivante. Arletty, pendant l'Occupation, a eu une idylle avec un officier allemand. À la libération de Paris, la police l'interroge. À la sortie du commissariat, un journaliste goguenard sort de la foule et l'interpelle :

Journaliste : « Alors, comment vous sentez-vous ? »

Arletty (songeuse) : « Pas très résistante...[1] »

Dans ces deux exemples, la repartie prend en compte, d'une part, l'explicite et, d'autre part, l'implicite. Avec de l'entraînement, notre esprit apprend à saisir ces deux aspects, ce qui nourrit l'imagination et permet de produire des reparties bien ciselées.

---

1. Ces deux exemples sont extraits de *Vous n'aurez pas le dernier mot – Petite Anthologie désinvolte des plus belles reparties* de Jean Piat et Patrick Wajsman.

À vous de jouer !

L'implicite se cache souvent dans les métaphores. S'exprimer par métaphore est également une question d'entraînement. Une fois encore, sollicitez votre partenaire habituel d'entraînement et demandez lui d'entamer avec vous un début d'échange sous forme d'un petit récit réel ou imaginé. C'est votre partenaire qui devra démarrer le récit par un début de récit (pas trop long). Lorsqu'il(elle) a terminé, tentez de reformuler par une métaphore ce qui vient d'être dit, puis continuez la suite du récit. Au tour alors de votre partenaire de proposer une métaphore à partir de votre ajout, et ainsi de suite pendant quelques minutes.

Évaluez ensuite ensemble vos impressions respectives :

– Les métaphores vous permettent-elles de « voir » l'idée ou non ?

– Quels types de métaphores produisez-vous : images mentales ? idées analogiques ? impressions sensorielles ?

Repérez votre mode personnel métaphorique et entraînez-vous dès que vous le pouvez dans votre quotidien, à partir de votre mode métaphorique personnel. Vous activez ainsi votre cerveau droit.

Chapitre 4

Les 10 étapes intérieures de la balade en Terre de Repartie et d'Improvisation

Avant de partir faire une randonnée, et quel que soit notre niveau de compétence, il est recommandé de vérifier ce que l'on emporte dans notre sac à dos. Que l'on se soit entraîné sérieusement ou non, nous prenons en compte instinctivement un minimum de choses pour nous éviter des soucis qui pourraient gâcher notre plaisir. Nous allons donc faire un récapitulatif de ce qu'il convient d'emporter « en soi » avant de se lancer à la découverte de nos sommets de Reparties improvisées.

Souvenez-vous, dès le début de cet ouvrage, nous avons éclairci une confusion : celle qui laisse supposer qu'improviser serait un don inné propre à une poignée de chanceux. S'il est vrai que certaines personnes ont une prédisposition plus marquée (nous l'avons également évoqué au chapitre premier, « Quel type d'argumenteur êtes-vous ? »), nous avons aussi compris qu'un extraverti n'est pas pour autant meilleur *a priori* qu'un introverti. Nous avons également vu que le bavard n'est pas non plus davantage favorisé que le peu disert. Les clichés ont la vie dure et l'improvisation permet, entre autres, de découvrir que nos ressources sont multiples, étonnantes et ne répondent pas obligatoirement à une logique d'opposition. Nous avons également découvert qu'à la place de la lutte dominant/dominé, la collaboration était notoirement plus productive (voir chapitre 2, « Lutter ou collaborer ? »).

Ce qui apparaît avant tout important c'est l'état de conscience de soi dans lequel nous sommes au moment où nous vivons un échange, fut-il inattendu ou récurrent (voir l'exemple de l'arrivée de Romain sur son lieu de travail, p. 9) comme le sont la plupart de nos échanges. Dans le domaine professionnel, les cas d'entretiens imposés, tels que l'entretien d'évaluation, l'entretien d'embauche, l'entretien individuel de carrière, sont des situations typiques où il est devenu très utile de pouvoir nous appuyer d'une part sur nos compétences professionnelles (le métier pour lequel nous sommes formés) et d'autre part sur notre capacité à tenir l'entretien, c'est-à-dire notre capacité de repartie.

Nous allons donc maintenant faire un état des lieux de ce qu'est l'état d'esprit d'un(e) bon(ne) improvisateur(trice) répartiteur(trice) conscient(e).

Qui suis-je et où suis-je ?

A priori, ces deux questions peuvent paraître incongrues dans le cadre de notre apprentissage à l'art de la repartie. Pourtant nous allons voir que notre capacité à avoir de la repartie varie selon le contexte dans lequel l'échange se passe. D'une certaine manière, notre responsabilité individuelle joue un rôle non négligeable dans ce type d'échange. Prendre la parole pour répondre à autrui, c'est prendre ou reprendre une forme de pouvoir. Ce pouvoir est celui du verbe, de la parole que l'on s'accorde.

Dans les matchs d'improvisation, il est très facile de distinguer les leaders ou les suiveurs (voir le chapitre 1, Triade « leader/suiveur/médiateur »). Les premiers emportent les autres dans leur histoire, ils s'imposent et même parfois oublient de collaborer. Quant aux suiveurs, il est également fréquent de les sentir frustrés, car ils subissent la force d'initiative et créative du premier. Pourtant les rôles se maintiennent en l'état, sauf dans certains cas. Voyons lesquels.

La force du jeu d'improvisation est de permettre de construire un personnage à partir de soi en un temps record. Là où le théâtre exige un temps certain de travail pour incarner un personnage, l'improvisation oblige le joueur à bâtir tout de suite les éléments de base du personnage qu'il proposera à l'autre. Le « qui suis-je » et le « où suis-je ? » se manifestent par la métonymie du personnage[1].

---

1. La métonymie, c'est nommer la partie pour le tout, l'effet par la cause, le contenu par le contenant.

Par exemple, si je veux jouer une vieille dame, je vais simplement adopter le ton ou l'attitude voulue pour jouer ce personnage. Et je vais choisir, par exemple, de la placer dans un square. En clair, je suis l'architecte de mon personnage et je propose une esquisse puisque je n'ai que peu de temps pour me lancer. C'est exactement cette capacité à « voir » votre personnage en quelques instants que l'exercice ci-dessous propose.

À vous de jouer ! (1re partie)

Une fois encore, faites appel à votre partenaire habituel de jeu. Vous pouvez aussi être plusieurs, à l'occasion d'une soirée entre amis par exemple. Demandez alors à chacun de faire une petite liste sur papier de divers personnages, au moins cinq (sportif, buraliste, hôtesse de l'air, bureaucrate, etc.). Chacun garde sa liste sans la montrer aux autres. Puis un joueur choisit un autre joueur et lui impose l'un des personnages de sa liste. Charge au second de se lever et d'incarner en trente secondes maximum le personnage. Naturellement, il devra trouver un comportement et un ton susceptibles d'illustrer le personnage imposé. Il peut même proposer quelques premières phrases en s'adressant à l'autre ou aux autres si vous êtes plus nombreux.

Attention ! la difficulté dans cet exercice n'est pas tant de trouver des attitudes et des états émotionnels propres au personnage, mais d'être absolument sincère, de ressentir vraiment ses émotions. N'oubliez pas non plus d'imaginer le lieu où existe votre personnage. Est-il dedans, dehors, dans un bateau, dans un bar, dans une salle d'attente, etc. ?

À partir de maintenant, nous commençons à entrer vraiment dans le monde de la créativité en temps réel. Cela aiguisera progressivement votre esprit à avoir de la repartie, d'être force de propositions et cela à partir de ce que vous incarnez. Vous apprenez à devenir conscient de ce que vous défendez, que ce soit un personnage (dans le cas de l'exercice improvisé ci-dessus), une idée ou tout simplement vous-même lorsque cela se produit dans la vie courante. Dans tous les cas de repartie mémorable ou spectaculaire, l'état de conscience du moment est instinctivement aiguisé chez celle ou celui qui réplique. L'entraînement *via* un jeu de rôle improvisé permet d'apprivoiser ce moment présent en s'appuyant sur qui est ce personnage que l'on joue avec sincérité et où le fait-on vivre. Nous devenons responsables de ce qui se produit et cessons de subir le *leadership* ou les attaques d'autrui.

J'écoute avant toute chose

Dans le chapitre 1 nous avons expliqué le plus simplement possible ce que signifiait « écouter totalement l'autre ». Nous avons donc bien compris que ce n'est pas seulement l'attitude d'écoute qui nous pose problème, mais aussi celle qui consiste à laisser l'autre s'exprimer jusqu'au bout. Nous avons presque tous tendance à vouloir intervenir pendant que l'autre parle, et le seul motif important qui puisse nous aider vraiment à nous taire pendant que l'autre s'exprime n'est autre que le souci de bien comprendre ce que l'on est en train de nous dire. Encore une fois, l'observation des meilleurs débatteurs du monde politique nous permet de constater de visu l'efficacité de celles et ceux qui savent attendre pour répondre.

Mais, me direz-vous, avoir de la repartie, c'est répondre du tac au tac. Et vous aurez raison ! Mais il ne vous aura pas échappé qu'une repartie vive et efficace peut jaillir après un exposé relativement long. Il existe une certaine différence entre l'échange classique, qui se rapproche souvent de la dialectique, et la repartie qui, elle, relève plutôt de la joute verbale. La dialectique est une « suite de raisonnements rigoureux destinés à emporter l'adhésion de l'inter-locuteur » (définition du *Larousse*). La joute verbale vise avant tout à produire un ensemble [proposition + réponse créative et mémorable]. La repartie, comme la joute verbale, se manifeste par un autre canal que celui du raisonnement rationnel spécifique à la dialectique. C'est la raison pour laquelle nous devons entraîner notre cerveau créatif (communément attribué à notre hémisphère droit) car la repartie est l'enfant de notre vision imagée. La métaphore est l'un des moyens qu'utilise notre esprit pour exprimer une idée d'une façon plus ludique et globale. C'est pourquoi les meilleures reparties sont souvent drôles et marquantes.

L'écoute totale de l'autre qui s'exprime nous apprend à aiguiser notre intuition. L'intuition, qui est la captation globale d'idées non manifestes, produit des visions mentales, des sensations ou des images, et ainsi nous permet de saisir le sens global sous-jacent que notre inter-locuteur exprime. Seules l'écoute et l'observation déclen-chent ces images qui permettent ensuite des reparties effi-caces et percutantes.

> *« L'intuition psychologique est la connaissance immédiate*
> *par un sujet de ses états de conscience : intuition dit*
> *introspection. L'intuition est aussi [...] une sorte de dévoilement*
> *de l'être selon Heidegger, comme une révélation qui permet*
> *de saisir directement l'existence, l'essence d'un être. »*
>
> Jacques Païtra, *Votre imaginaire interdit de travail.*

Pour vous amuser à évaluer votre potentiel d'imagerie mentale, nous vous proposons de reprendre le jeu ci-dessus et de faire quelques échanges improvisés avec votre partenaire de jeu qui aura, au préalable, reçu à son tour un personnage imposé choisi sur votre liste (ou celle d'un autre joueur si vous êtes plus de deux). Veillez pour le moment à ne produire que des phrases courtes. Voici en résumé le processus de ce premier échange improvisé avec personnage.

À vous de jouer ! (2e partie)

1. Vous notez 5 ou 6 personnages types sur une liste (les autres font de même).

2. L'un des joueurs vous impose un personnage de sa propre liste.

3. Puis c'est vous qui imposez un personnage à votre partenaire.

4. Prenez une trentaine de secondes l'un et l'autre pour composer votre personnage respectif (ton, rythme, attitudes physiques).

5. L'un de vous deux démarre l'échange et le dialogue se construit.

À retenir !

Vous devez vous exprimer tel que le ferait votre personnage, et lorsque vous répondez, ne le faites qu'après avoir écouté jusqu'au bout votre interlocuteur, puis rétorquez. Tâchez de saisir en un clin d'œil le sens global de ce qui vous est dit. Laissez les images ou les sensations venir à votre esprit et faites votre réponse à partir de ces images ou sensations qui vous viennent. Ne rationalisez pas non plus, en improvisation tout est possible et jouable. En agissant ainsi, vous réveillez les fonctions de votre imaginaire. Souvenez-vous, les reparties sont des réponses imaginées et comme telles elles passent par l'hémisphère droit.

J'imagine

Nous abordons donc maintenant cette terre un peu oubliée dans nos modes de vie modernes : le domaine de l'imaginaire. C'est enfoncer des portes ouvertes que de souligner le fait que le monde professionnel est essentiellement rationnel. Il est pourtant non seulement utile mais très souhaitable que la créativité et l'imaginaire y soient réintroduits. En effet, non seulement ces notions sont parfaitement compatibles avec le principe des entreprises globalisées d'aujourd'hui, mais elles sont, de surcroît, l'un des moyens les plus efficaces pour redynamiser les acteurs de ces méga-systèmes de production et pour redonner du sens à ce que nous faisons.

Qui n'a pas rêvé d'avoir un imaginaire de génie et de créer des choses, des idées ébouriffantes et nouvelles ? La quantité de programmes sur l'innovation et la créativité proposée, aussi bien dans les entreprises que dans la vie civile, nous permet de saisir à quel point ces disciplines sont devenues nécessaires. C'est aussi une de nos spécialités françaises que d'avoir évacué de l'Éducation nationale l'importance des activités créatives et artistiques (peinture, dessin, musique, théâtre). On en fait, certes, dans les petites écoles, mais ces matières sont presque inexistantes dès l'entrée au collège. Cependant, l'exemple de l'Australie ou des États-Unis démontre clairement l'impact puissant que la pratique dès le plus jeune âge de telles activités opère sur le développement des moyens psychiques d'une personne. Dans ces deux cultures, le cursus d'étude et de formation de l'enfant puis de l'adolescent inclut systématiquement ce type d'activités ainsi que des séjours en pays étrangers. De nombreuses études permettent de vérifier que de tels parcours produisent des adultes notoirement plus entreprenants, plus affirmés et souvent plus curieux.

Le jeu d'improvisation est un des moyens les plus ludiques et accessibles pour réveiller notre imagination. Il nous permet également de tordre le cou à une autre idée préconçue qui consiste à croire que l'imagination serait plus ou moins innée. Rien n'est plus faux. Notre imagination est le résultat, d'une part, d'un parcours singulier de vie et, d'autre part, de notre capacité à observer consciemment le monde. Encore faut-il que ce comportement volontaire soit maintenu naturellement tout au long de notre vie.

Les petits jeux ci-dessous, pratiqués en n'importe quelle circonstance de la vie courante, permettent de développer notre imaginaire. Naturellement, comme pour tout exercice, il faut pratiquer ces petits jeux le plus souvent possible et y prendre plaisir.

À vous de jouer !

Récupérez des magazines et cherchez une illustration (photo de pub ou autres) qui vous « parle ». Observez ce que représente l'image ou la photo pendant quelques minutes. Faites ensuite un petit résumé de ce que raconte l'image. Puis, posez l'image devant vous, prenez un peu de recul et commencez à imaginer la suite de ce résumé. Inventez à partir de ce que vous voyez sur l'image, partez des personnages, s'il y en a, ou de la scène qui est photographiée. Tout ce qui est dans l'image (personnages, objets, actions) peut être l'accroche pour démarrer et inventer la suite.

Vous pouvez aussi vous amuser à inventer « l'avant » image, comme si la fin de votre histoire inventée était la scène de la photo.

Même s'il est évident qu'un environnement familial prédispose plus ou moins un enfant à avoir de l'imagination, l'imaginaire fait partie intégrante du mental humain. La seule différence vient de la fréquence de son utilisation. Dans les agences de publicité, les équipes de créatifs travaillent quotidiennement à partir de l'observation du monde, de ses signes, mythes, symboles et les recréent dans une organisation différente. Le jeu ci-dessus vous permet de créer de la même manière à partir d'un élément concret (la photo). L'imagination est une extension du réel et, comme c'est vous qui l'imaginez, elle devient de fait « artistique » car purement imaginée. La science-fiction emploie presque toujours ce système qui consiste à partir de ce qui existe déjà pour anticiper vers du possible. C'est pourquoi, en improvisation, tout est possible. L'art de la repartie est, de la même manière, une extension à ce que l'autre vient de nous dire.

Vous pouvez pratiquer des variantes de l'exercice ci-dessus en partant non plus seulement d'une photo choisie dans un magazine, mais en utilisant une carte postale et même, lorsque vous vous sentirez plus fluide dans votre imagination, à partir d'un objet quelconque. L'objet, alors, devient l'amorce de votre histoire ou plus difficile, la fin d'une histoire inventée.

Nous avons vu précédemment (chapitre 3) que la réactivité dont nous rêvons dans nos reparties ne doit pas être confondu avec l'idée de vitesse. À ce stade de notre balade en Terre de Repartie et d'Improvisation, nous commençons à connaître le paysage :

– être pleinement dans le présent ;

– conscient de soi ;

– totalement à l'écoute de l'autre ;

– ne pas intellectualiser, mais capter le sens imagé implicite ;

– écouter notre propre inspiration ;

– puis répondre non pas contre, mais à partir de ce que l'interlocuteur a exprimé.

À retenir !

Pour utiliser une nouvelle métaphore, nous dirons qu'une belle repartie est un haïku[1] écrit à partir d'un large panorama dans lequel on s'est abîmé quelques minutes.

Je collabore

Dans le chapitre 2 (« La repartie = pique, flèche, défense, attaque ? »), nous avons exercé notre corps à résonner avec notre partenaire en nous positionnant en « harmonisateur » de l'échange. Pratiquement tous les sports qui se pratiquent en duel fonctionnent sur un principe de gagnant/perdant. On pourrait légitimement penser qu'un échange vif entre deux individus vise le même objectif et que le « gagnant » serait celui ou celle qui aurait la meilleure repartie. Nous sommes là au cœur même de la divergence entre l'affrontement (la dynamique sportive) et la créativité (l'imagination dans la repartie). La confusion est facile, compte tenu des circonstances dans lesquelles se produisent les meilleures reparties. Les quelques exemples récents mentionnés dans cet ouvrage (l'échange entre

---

1. Haïku : petit poème japonais né au Xe siècle constitué d'un verset de 17 syllabes (5/7/5).

Nicolas Canteloup et Roselyne Bachelot ou les meilleures reparties collectées dans le petit livre *Vous n'aurez pas le dernier mot*) démontrent très bien qu'il n'en est rien.

Vingt ans d'improvisation sous de multiples formes (sportives avec les matchs d'improvisation, ou théâtrales avec les divers concepts scéniques) démontrent également très bien que l'on peut sortir l'improvisation de son concept de show sportif. Il s'avère même que ce sont ces derniers concepts théâtraux qui ont permis aux improvisateurs(trices) de revivifier ce genre qui collait presque trop aux matchs, donc à l'affrontement. La collaboration y a gagné en créativité et c'est cet aspect qui nous intéresse particulièrement dans l'apprentissage d'un art de la repartie constructif et de qualité, et non sous forme de règlement de compte.

Si vous avez déjà pratiqué à plusieurs reprises les quelques exercices proposés dans cet ouvrage, vous devez commencer à pouvoir faire la différence. Même si vous avez l'impression que votre interlocuteur vous tend un piège en vous adressant une remarque provocatrice ou une attaque, l'expérience permet de constater que, si nous collaborons en adoptant le même univers, la repartie se manifestant comme une suite (voir ci-dessous le principe d'extension) devient redoutablement efficace.

Pour bien comprendre la différence entre collaborer et affronter, nous allons faire un petit test praticable dans la vie courante.

À vous de jouer !

Repérez dans vos échanges courants (à la maison ou dans le domaine professionnel) les sujets sur lesquels vous tendez à vous opposer et à vous confronter. Pendant l'échange, modifiez volontairement votre position et allez dans le sens de votre interlocuteur non pas en simple approbation mais en ajoutant une idée constructive au parti pris par votre interlocuteur.

Que constatez-vous ?

• Cela vous agace, vous n'y parvenez pas.

• Vous cessez de vous opposer, mais vous n'avez pas d'idées qui viennent.

• Vous vous sentez tendu.

• Cela vous ennuie.

• Vous avez l'impression de ne plus exister.

• Votre interlocuteur garde la parole et vous ne faites plus que l'écouter.

• Vous parvenez à répondre dans le même sens bien que cela vous demande un effort.

Si vous avez coché moins de quatre points, vous maîtrisez bien votre état intérieur.

Si vous avez coché plus de quatre points, vous devez retravailler votre écoute et rejouer les exercices du chapitre 2 (« Les points-clés »).

Si vous n'avez coché qu'un point + le dernier, vous êtes sur la bonne voie. Continuez !

Comme tous les tests, celui-ci est succinct et n'indique en l'occurrence qu'une tendance. Il ne vous aura pas échappé que l'état intérieur est donc important pour entrer en collaboration ou, mieux, en résonance. Là encore, l'écoute et la compréhension globale stimulent votre imagination et si vous mettez cette dernière au service de ce que vous propose votre interlocuteur, vous développerez progressivement des réponses de plus en plus originales ou percutantes. C'est tout le but des bonnes reparties constructives et efficaces.

Je réponds

Avec ce paragraphe, nous sommes au cœur d'une autre interrogation : la repartie est-elle une réponse à une question au sens classique ? Rien n'est moins sûr. Vingt ans d'improvisation tous azimuts m'ont appris à faire un subtil distinguo entre le fait de répondre à une question courante et à repartir. Nos échanges sont essentiellement des échanges d'opinions, de choix, d'informations personnelles qui peuvent parfois déboucher sur de vrais débats. La repartie est une petite pépite d'esprit qui vient se loger dans un échange ou un débat. En regard de tout ce que nous avons tenté et expérimenté depuis le début de ce livre, nous avons saisi la dimension plus globale et imaginative qui précède les meilleures reparties. La repartie relève parfois véritablement du trait d'esprit et ce n'est pas pour rien que nous utilisons cette définition.

En fonction de nos connaissances, de notre aisance orale, de notre capacité d'écoute et de notre état émotionnel, nos traits d'esprit seront plus ou moins élégants, raffinés, drôles ou originaux. Voilà pourquoi cet « autre » avec lequel/laquelle nous échangeons est à la fois un vrai partenaire et un interlocuteur. Nous l'avons précédemment expliqué, il n'est pas obligatoire d'être très loquace pour produire de bonnes reparties. Rien de plus surprenant que d'écouter un débat télévisé où plusieurs interlocuteurs débattent, parfois vigoureusement, et d'entendre subitement l'un des invités qui ne prenait pas part aux échanges. Le silence se fait et les regards se tournent vers celle ou celui qui va alors s'exprimer. Lorsque ce(tte) dernier(ière) s'exprime, il n'est pas rare que le ton et le contenu soient très différents des échanges et s'apparentent à un type de reparties. Il arrive même que l'animateur du plateau, surpris lui-même, souligne la rupture de ton de la réponse.

Nous pouvons apprendre à changer de registre dans nos réponses. En tenant compte de notre interlocuteur, comme nous avons commencé à apprendre à le faire dans les divers exercices précédents, nous allons nous entraîner à adopter différents univers de locutions. Certains types d'univers vous paraîtront plus aisés que d'autres, mais avec une bonne écoute et de l'entraînement, vous apprendrez à varier les registres.

À vous de jouer !

Vous pouvez pratiquer cet exercice à deux ou plus. Le nombre de joueurs augmente seulement la difficulté d'écoute et d'adaptation.

Demandez à votre (vos) partenaire(s) de jeu de choisir un type de langage (style bourgeois, ouvrier, jeunes de cités, manager au langage technique, philosophe), mais il ne vous dit rien de son choix.

C'est votre partenaire qui, une fois choisi son style de langage, démarre l'échange avec vous.

À vous de vous adapter à son langage. Écoutez les propositions et trouvez les mots et l'attitude qui correspondent au style proposé par votre partenaire.

Si vous y parvenez aisément, bravo ! Vous êtes à l'écoute et avez déjà une prédisposition à l'adaptation immédiate. Montez le niveau de difficulté en demandant à votre partenaire de changer de style en cours d'échange. À vous alors de changer également en adoptant le même style langagier à chaque changement.

Dans cet exercice, vous pouvez ensuite inverser les rôles et proposer, à votre tour, différents styles assortis du personnage *ad hoc*. Car, vous l'aurez compris, il ne suffit pas de vous adapter au style langagier, il vous faut aussi répondre par une proposition constructive. Pour que vos réponses soient constructives, il vous faut puiser dans votre imagination et oser inventer. Si vous avez des difficultés, relisez la partie ci-dessus, à propos de l'imagination. En tout état de cause, laissez-vous surprendre par les répliques de votre partenaire, prenez le temps d'écouter jusqu'au bout, n'anticipez pas.

Je propose

Proposer, c'est ajouter sa pierre à l'édifice qui est l'échange. D'où l'absolue nécessité d'apprendre à écouter. C'est aussi pourquoi il n'est jamais productif de s'opposer, car le contre-pied bloque toute avancée dans un échange quel qu'il soit. L'art de la repartie est une réponse, souvent imagée, qui permet, non pas de clouer forcément le bec à un interlocuteur, mais de proposer une pirouette de style. Derrière une bonne repartie, l'échange peut de toute façon continuer.

> *« La vie est faite d'actions bloquées que les individus n'osent accomplir. Les mauvais improvisateurs bloquent les actions, les bons improvisateurs les poursuivent. L'acceptation des propositions de l'autre passe par la compréhension du message qu'il veut faire passer. »*
>
> Keith Johnstone, *L'Analyse des mécanismes de l'improvisation.*

L'art de la repartie en temps réel relève du même mécanisme. C'est la raison pour laquelle nous parlons d'extension à la proposition de l'autre (voir la partie « J'imagine », p. 76). La repartie est en quelque sorte une réponse imaginative, fulgurante et qui laisse l'échange ouvert. D'une façon générale, il y a davantage d'individus qui suivent que d'individus qui proposent. Cette différence est facile à comprendre : proposer, c'est s'exposer et donc risquer de se tromper ou d'essuyer un refus. C'est pourquoi il n'est pas toujours facile de prendre l'initiative, en particulier lorsque les échanges se déroulent dans l'ici et maintenant. C'est aussi pourquoi vingt ans de formation par l'improvisation en entreprises m'ont amenée à prendre en compte toutes les formes de préparation que les acteurs d'entreprises emploient (réunions, travail sur dossier, groupes de réflexion, élaboration de stratégie).

La repartie est un réflexe non préparé, elle est donc en apparente contradiction avec l'idée d'apprentissage. Pourtant, comme le découvrent tous les improvisateurs(trices) qui pratiquent cet art régulièrement, l'improvisation ne s'improvise pas, c'est là tout son paradoxe. L'ouvrage que vous avez entre les mains regroupe l'ensemble du travail incontournable pour pouvoir ensuite « se lâcher » dans une créativité plus spontanée. Pour proposer un argument, un trait d'esprit ou une idée, il faut avoir structuré sa pensée et être conscient de soi. Rien ne surgit sans que nous ayons intégré quelques règles de base. Proposer, dans tous les sens du terme, c'est oser entrer en relation avec l'autre et construire ensemble. Nous croisons et échangeons tous les jours quantité de personnes, mais est-ce que nous les rencontrons vraiment ?

Pour apprendre à proposer, en vous aidant de votre imagination, voici un nouvel exercice qui se joue à deux et que vous pourrez pratiquer avec différentes personnes de votre entourage afin de faire varier au maximum les réponses sous forme de propositions ouvertes.

À vous de jouer !

Vous commencez à jouer en mimant une action simple (allumer une cigarette, ouvrir une porte, faire la cuisine ou ce que vous voulez d'autre). Vous ne devez en aucun cas utiliser d'objet mais uniquement mimer. Mimer vous oblige à mémoriser vos propres propositions-actions, ainsi que les objets et espaces que vous créez. Il n'est pas important que vous ne soyez pas expert en mime. Ce qui compte, c'est que vous soyez investi et conscient de ce que vous produisez. Puis c'est à lui(elle) de démarrer l'échange. Il(elle) doit d'abord observer quelques instants votre action puis poser systématiquement la même question : « Pourquoi tu fais ça ? »

NB : Il n'est pas obligatoire que votre partenaire comprenne immédiatement votre action. L'essentiel étant qu'il vous pose cette question.

À vous alors d'enchaîner le dialogue en apportant une réponse. Mais attention, votre réponse ne doit pas être la simple description de ce que vous faites, mais une réponse (je fais ceci parce que...), enrichie d'une proposition constructive et ouverte.

Exemple

Vous fermez une porte en prenant des précautions pour ne pas faire de bruit. Naturellement, vous mimez cette séquence. Vous devez donc également jouer l'état émotionnel qui va avec cette amorce jouée.

Votre partenaire : « Mais pourquoi tu fais ça ? »

Vous (en continuant à jouer le personnage dans son état émotionnel) : « Je ferme la porte parce que les enfants dorment et je voudrais sortir au cinéma sans eux ! »

Notez que vous avez bien une réponse suivie d'une proposition permettant de poursuivre l'histoire.

Votre partenaire doit continuer à vous poser à chaque fois la même question, mais à propos de l'argument que vous venez

Plus vous apprendrez à user de votre imagination dans vos réponses additionnelles et plus vous avez des chances de produire des reparties inattendues, drôles et percutantes. Dans bien des circonstances de la vie, nous pouvons sans problème nous contenter de simplement apporter des réponses, mais, dans le cas qui nous intéresse, vous ajoutez une dimension créative nécessaire dans l'art de la repartie.

J'agis

Agir est aussi difficile que de proposer. Les deux notions requièrent d'ailleurs un état d'énergie similaire, d'autant que nous vivons dans une culture davantage tournée vers le mental que l'action. Un match d'improvisation est toujours bavard puisqu'il s'assimile à une joute verbale, et c'est là précisément l'un de ses points faibles. Les joueurs en manque d'imagination versent volontiers dans le bavardage au détriment de l'action (voir le chapitre 2). D'une certaine manière, la repartie est une réponse active, mais mal maîtrisée elle devient souvent réactive au sens d'une tentative de contrer l'interlocuteur. C'est pourquoi proposer et agir, c'est s'affirmer sans bloquer une situation ou un échange. Dans l'exercice précédent, le(a) joueur(euse) qui fait des propositions dans ses réponses permet de mettre l'histoire en mouvement, et s'il y a mouvement il y a plus de chances d'avancement au sens constructif et créatif.

À ce stade de notre découverte, ne perdons pas de vue que nous ne sommes plus seulement en train d'apprivoiser l'art de la repartie dans un échange oral et statique, mais que nous la plaçons maintenant dans un contexte totalement dynamique. L'improvisation nous offre un terrain idéal pour expérimenter notre capacité de repartie, car elle exige que l'on soit en mouvement avec l'autre dans l'invention même de l'échange en temps réel.

Vous remarquerez tout de suite que, dès que, l'on « entre » dans une improvisation avec un partenaire, notre mental s'emballe car nous tentons de contrôler plusieurs facteurs en même temps :

– nous essayons de comprendre ce que notre interlocuteur(trice) nous dit ;

– nous cherchons des idées pour répondre ;

– nous bougeons plus ou moins physiquement pour tenter de situer l'histoire ou pour lui donner du corps ;

– nous occupons le terrain par la parole car nous craignons les vides (silences) ou, à l'inverse, nous ne parvenons pas à agir.

Ces réactions sont partagées par pratiquement tous les individus, et nous sentons très bien que notre agitation est stérile. En replaçant notre objectif dans un contexte d'improvisation, nous nous donnons l'occasion de réorganiser nos diverses actions et cela, d'une façon plus sereine et plus créative. L'esprit et le corps fonctionnent en synergie, c'est-à-dire que l'un et l'autre se coordonnent pour produire un résultat optimal servant les intérêts intimes du sujet. Nous avons tout intérêt à délier notre corps pour délier notre esprit. Car même en étant assis face à quelqu'un, notre échange peut être vivant. À plus forte raison, si nous sommes debout et en action, nos propositions (voir la partie « Je propose », p. 86) deviennent un mouvement vers l'autre, et, comme on dit familièrement, « on ne reste pas en carafe ! »

Pour vous exercer à cette dynamique de l'action qui ouvre, vous pouvez tout simplement partir de l'exercice précédent et le jouer comme une vraie improvisation, c'est-à-dire en entrant totalement dans l'histoire que vous proposez de raconter à votre partenaire. Ce dernier continue à vous poser à chaque fois la même question, vous obligeant ainsi à argumenter en avançant un peu plus à chaque nouvelle proposition. Nous vous suggérons même d'inverser les rôles ensuite afin que vous expérimentiez le point de vue de celui(celle) qui « provoque » l'autre dans ses capacités de répliques constructives. L'observation est souvent très bénéfique.

Je rebondis

Nous allons avant tout clarifier cette notion que l'on entend volontiers dans les échanges professionnels ou courants sous forme d'expression telle que : « Pour rebondir sur ce que vous venez de dire… ». *A priori,* on entend par là donner immédiatement suite à tel ou tel propos ou, comme on dit couramment, « on prend la balle au rebond » sur un sujet précis. Bien qu'il y ait une notion de réactivité dans cette expression, nous préférons nous focaliser sur l'aspect inattendu d'une situation ou d'un propos pour justifier la nécessité de savoir rebondir, c'est-à-dire pour repartir à bon escient.

En vous exerçant aux petites improvisations telles que proposées plus haut, vous avez pu expérimenter plus ou moins facilement le temps réel des échanges au cours desquels il est impossible de prévoir ce que votre interlocuteur va dire ou faire. Vous avez alors compris qu'il faut être totalement attentif (à l'écoute) ou, comme on dit en langage courant, « il vous faut être sur le coup ». D'une façon générale, il est toujours souhaitable d'être vigilant lorsqu'on veut repartir en temps réel (ici et maintenant). Il n'est pas forcément désagréable de se laisser surprendre, l'étonnement peut produire des reparties inattendues, cocasses ou surprenantes.

Nous voulons profiter de ce paragraphe sur la notion de rebond pour rappeler encore une fois l'importance du « terrain » dans lequel vous aurez à rebondir constructivement. Tâchez de ne pas vous mettre dans une situation de jeu d'échecs où la logique est celle du gagnant/perdant et où votre repartie finale serait l'échec et mat de votre interlocuteur. Nous sommes davantage dans une situation de jeu de go où il n'y a jamais d'affrontements directs. C'est un autre paradoxe dans notre apprentissage de l'art de la repartie. Repartir efficacement exige, comme nous le démontrons depuis le début de cet ouvrage, une approche globale du terrain sur lequel se déroule l'échange. Cette approche se fait par l'écoute absolue de l'interlocuteur et de l'environnement. C'est ce qui explique que vos reparties ou vos réponses permettent une progression dans l'échange et non un blocage réactionnel, comme on peut le constater dans de nombreuses tentatives de réponses faites en urgence et sur l'émotion.

Lorsque nous parlons de « rebondir », cela signifie que vous profitez de la proposition faite par votre interlocuteur(trice) pour bâtir la suite avec lui(elle). D'une certaine manière, vous pouvez sortir « gagnant » d'un tel échange par la richesse de vos reparties et non en écrasant l'autre, ce qui n'a pas beaucoup d'intérêt, si ce n'est celui de relustrer un orgueil personnel.

À vous de jouer !

Ce petit exercice est à pratiquer dans votre vie courante lorsque les occasions se présentent. Il peut devenir rapidement un véritable petit jeu personnel très enrichissant sur votre conscience quotidienne.

Dès que vous vivez un échange dans lequel vous vous sentez ponctuellement déstabilisé parce que les propos de votre (vos) interlocuteur(s) sont inattendus ou parce qu'ils vous apparaissent provocateurs, tâchez de ne pas réagir par des justifications réactives. Changez de vision interne :

1. En écoutant jusqu'au bout le dit et l'intention ;

2. En captant l'atmosphère de l'échange ;

3. Puis, après avoir valider ce qui vous est dit ou proposé, rebondissez.

Tout cela peut se faire avec une certaine sérénité car, lorsque nous parlons de rebondir, nous suggérons de donner suite à l'un des éléments contenus dans les propos de l'autre.

Prenez votre temps car, rebondir, nous le répétons, signifie poursuivre « à partir de » et non se précipiter derrière.

L'improvisation, où l'art de la repartie constructive est central, n'est pas un moyen de gagner sur l'autre ni de l'anéantir, c'est un moyen de construire avec l'autre (les autres) par négociations successives.

> *« Qui a pratiqué tant soit peu le jeu de go sait combien les combats ne s'y font point par des chocs frontaux, mais par "attirances" et "répulsions" [...] au sein de rapports de forces ambigus et malléables, manipulables, l'attaque partant de loin et progressant en oblique... »*
> François Jullien, *Conférence sur l'efficacité.*

Je construis

Nous avons vu et expérimenté au chapitre 2 que notre interlocuteur est avant tout un partenaire avec lequel nous construisons un projet tiers, ce dernier étant le contenu de l'échange. Nous évoquerons essentiellement dans ce petit paragraphe l'aspect généreux de cet art de l'échange où les reparties entre les deux protagonistes peuvent produire de véritables petites pépites pour peu que l'on ait réellement intégré l'intérêt de la collaboration plutôt que l'affrontement.

Il n'y a pas d'aisance à la repartie sans vraie rencontre avec l'autre et ce, quel que soit le degré relationnel que nous entretenons avec nos multiples interlocuteurs. Aussi court que soit l'échange, prenez l'habitude d'entrer réellement en relation avec l'autre, même si cet échange est anecdotique comme la petite histoire de Romain, mentionnée au début du premier chapitre. En vous impliquant dans la rencontre, il y a de fortes chances pour que vous constatiez de subtiles modifications dans la façon dont vos interlocuteurs vous répondront. C'est en cela que vous pourrez mieux construire vos échanges et par conséquent vos reparties quand cela sera nécessaire.

Les exercices d'improvisation proposés plus haut doivent vous permettre de sortir rapidement de la sensation d'affrontement au profit d'un plaisir d'agir et donc de construire une petite histoire avec l'autre. Que vous vous découvriez leader ou suiveur dans la construction d'une histoire improvisée, votre objectif doit être commun. Ce projet commun, fruit de votre rencontre improvisée, se nourrira du partage de votre imagination avec celle de votre interlocuteur pour créer une histoire plus riche que si vous l'aviez imposée unilatéralement. Avec le temps et de la pratique, vous parviendrez à sentir les moments dans l'échange où vous pourrez alterner *leadership* et *suiveur* en fonction de votre imagination. N'oubliez pas, les meilleures reparties ne dépendent pas de votre dynamique, mais de votre écoute et de votre inspiration.

Mes idées + tes idées = 1 histoire commune plus riche !

J'ose

Nous arrivons à la dernière étape de notre balade en Terre de Repartie et d'Improvisation. De ce promontoire, nous pouvons découvrir la vaste étendue de nos capacités imaginatives et, même si le panorama est encore un peu flou, nous sommes comme au bord d'un plongeoir donnant sur l'immensité de cet univers de création que nous contenons. Et c'est à partir de maintenant qu'il nous faut oser sauter dans cet inconnu fait d'histoires inventées en temps réel et de répliques qui, parfois, nous laissent pantois, étonnés ou amusés.

En osant proposer, malgré notre appréhension, nous participons au mouvement de la vie et des idées. En pratiquant l'improvisation, la première chose que nous apprenons, c'est à agir malgré notre appréhension. La peur des silences, dans un entretien professionnel par exemple, est un phénomène assez répandu. On rêve d'avoir suffisamment de repartie pour ne pas « rester en carafe » ou pour « damer le pion » de notre interlocuteur ou encore pour avoir « le dernier mot ». Ce mouvement que nous vous invitons à enclencher à l'occasion de cet apprentissage n'a rien à voir avec l'agitation que l'on constate souvent lorsque la tension monte chez un individu qui ne parvient pas à maîtriser une situation donnée.

En vous exerçant régulièrement grâce aux diverses circonstances de la vie courante, vous découvrirez que l'on peut être vif sans être précipité, à l'écoute sans s'oublier, présent sans être passif, créatif sans « se prendre la tête », réactif sans agresser et qu'oser proposer, pour inventer une histoire et des répliques, devient vite un jeu. La majeure partie des exercices proposés dans cet ouvrage nécessite au moins deux voire plusieurs partenaires. Vos compagnons de jeu apprendront en même temps que vous les diverses étapes permettant de se familiariser avec l'inattendu et le non préparé. Lorsque vous entamerez de vraies séquences d'improvisation (voir la dernière partie de ce livre), osez briser les lignes logiques de l'écriture en temps réel que vous ferez avec vos partenaires. Sachez que tout est possible dans les histoires improvisées, mais à condition d'oser proposer une piste inattendue, d'ouvrir une porte sans savoir ce qu'il y a derrière, d'oser tirer un fil imaginaire ensemble.

Derrière ces portes, vous découvrirez votre imagination, de laquelle surgiront des répliques, des univers, des personnages, des chemins et des reparties fulgurantes. Mais ne cessez jamais d'écouter ce qui vous est dit et le sous-entendu, nous réagissons en permanence aux subtilités qui entourent la simplicité apparente de nos échanges. Ce sont essentiellement les émotions qui guident nos échanges.

> *« [...] en mode pleinement neuro-connecté [...]*
> *notre fonctionnement est structurellement géré comme*
> *suit : les émotions et motivation se vivent au présent ;*
> *les réflexions et cogitations, au passé et/ou au futur [...] »*
>
> Daniel Philippe De Sudres, *La Neuroconnectique.*

 **À retenir !**

Soyez attentifs au fait qu'au cours de vos divers petits entraînements et exercices, votre raisonnement logique se manifestera systématiquement. Si cette logique est utile, il n'en demeure pas moins qu'elle n'aide pas notre imagination à se développer car la logique dépend d'un raisonnement classique modélisé et intégré. C'est pourquoi, lorsque vous commencerez à improviser, osez des propositions qui n'entrent pas forcément dans un mode logique. Pensez à l'univers d'*Alice au pays des merveilles*. Rien n'est logique dans les contes et pourtant des portes incroyables ouvrent sur des terres imaginaires où des personnages surprenants nous parlent et agissent. Osez passer de votre rationalité à votre imaginaire !

Chapitre 5

Quelques improvisations entre amis : les thèmes et les règles du jeu

Voilà, notre parcours nous a amenés devant le vaste panorama de l'improvisation. Ce pays est celui d'*Alice aux pays des merveilles,* mais c'est maintenant vous et vos partenaires de jeu qui allez inventer à chaque fois le paysage en mixant vos imaginaires respectifs. En principe, vous avez un peu intégré les étapes qui furent votre carte routière pendant toute notre balade. Cependant, nous avons besoin maintenant de « portes d'entrée », un peu comme des portes vers les étoiles, ces portes immatérielles qui nous ouvrent tous les horizons. Ces « portes » sont ce que nous appelons les « thèmes d'improvisation ». Ils sont un peu les têtes de chapitre de chaque improvisation et servent surtout de points de repère pour construire ensemble l'histoire. Mais il faut éviter quelques écueils et observer quelques règles.

Les thèmes et leurs contraintes

N'illustrez jamais un thème dès le début de votre échange. La tendance générale des débutants est de citer le thème le plus rapidement possible dès que l'improvisation commence.

Handicap : mentionner le thème dans l'échange ferme irrémédiablement tout imaginaire lié au thème. Il est préférable d'illustrer un thème par le récit et non en mentionnant le titre dans le cours de l'échange.

Ne fabriquez pas une histoire par anticipation dans votre tête au moment de démarrer. Utilisez une amorce d'idée que le thème vous évoque, cela permet de mieux mixer avec l'imaginaire de vos partenaires.

Handicap : les débutants ont tendance à imposer tout de suite leur petite histoire préparée, cela installe un manque d'écoute qui empêche la rencontre constructive.

Un thème est un titre inventé et non un résumé d'une situation imaginée. Plus il est accrocheur et court, plus il stimule l'imagination. Vous pouvez inventer une série de thèmes et, dans ce cas, faites-les comme des titres de livres imaginaires ou collectez des titres dans la presse écrite, certains journaux sont très forts en titres évocateurs. Un titre évocateur ouvre tous les possibles quant au traitement.

Handicap : un thème trop long tend à raconter déjà l'histoire. Trop classique, il vous pousse à jouer des improvisations trop quotidiennes et réalistes.

Un mot commun peut aussi faire l'affaire, mais...

Handicap : les thèmes sous forme d'un mot unique sont paradoxalement les plus risqués car les joueurs ont tendance à l'oublier. En effet, un seul mot devient vite une simple balise à traiter pendant l'improvisation.

Notez cependant que, d'une façon générale, les thèmes les plus courts (un ou deux mots juxtaposés) sont à la fois les plus exploitables et les plus délicats. En effet, en improvisation, l'imagination individuelle ne souffre pas d'avoir trop de contraintes et plus un thème est descriptif plus les joueurs seront canalisés.

Voici à titre indicatif, quelques exemples de thèmes inventés :

– jour de fête ;

– page déchirée ;

– une montagne mystérieuse ;

– les voisins d'en haut ;

– soldes et stocks ;

– à la carte ;

– tristesse du business ;

– bon compte ;

– bonbons ;

– l'affaire Pelletier.

Vous constaterez que ces exemples de thèmes évoquent chacun un univers ou une atmosphère particulière. Cela permet aux improvisateurs(trices) d'imaginer un personnage ou tout simplement un démarrage d'action. Inventer des thèmes d'improvisation devient aussi un petit jeu si chaque joueur peut s'amuser à en proposer à tour de rôle.

 **À retenir !**

Proposez des thèmes simples : un mot ou deux maximum seront suffisants (exemple : « mer et cailloux »). Petite suggestion : amusez-vous à juxtaposer des mots au hasard (exemple : « carte/confiture »). Avec la pratique, vous découvrirez que les apparentes incongruités ouvrent diablement l'imagination.

Les règles du jeu

Tous les jeux, et *a fortiori* celui-là, exigent que les joueurs respectent un certain nombre de règles précises qui en garantissent le bon fonctionnement. Grâce à l'improvisation, vous allez pouvoir développer votre capacité à créer des histoires et à repartir avec imagination. Le parcours que cet ouvrage vous a proposé a mis en lumière le fait que l'art de la repartie se pratique au moins à deux. Cela exige l'apprentissage d'un certain comportement vis-à-vis de l'autre. Les règles, expliquées ci-après, sont subséquentes aux diverses notions que vous avez expérimentées à chaque étape.

Au cours d'une séance de jeu d'improvisation, une personne parmi les joueurs(euses) peut être « le maître de jeu » et relever les fautes de jeu s'il y en a. Ce rôle peut naturellement tourner selon le nombre d'improvisateurs(trices).

Jeu retardé

Lorsque le thème est annoncé, on accorde trente secondes à une minute maximum aux improvisateurs pour trouver une amorce de jeu (attitude, personnage, idée). Dès qu'une improvisation a démarré, l'autre joueur doit entrer immédiatement dans l'échange. S'il attend sans rien faire, c'est une faute de retard de jeu.

À quoi ça sert ? : cette contrainte oblige les joueurs(euses) à agir tout de suite. C'est l'apprentissage de la validation systématique de toute proposition (voir le chapitre 4).

Accessoire non respecté

Nous l'avons indiqué dans tous les exercices : ne prenez aucun accessoire pour jouer, mais mimez les espaces et les objets. Tout joueur qui ne tient pas compte d'une porte ou d'un objet virtuellement créé par l'un des joueurs commet une faute.

À quoi ça sert ? : mimer, même maladroitement, vous oblige à mémoriser ce que vous créez et donc à vous impliquer vraiment (voir le chapitre 4, « Qui suis-je et où suis-je ? »).

Cabotinage

Il n'y a pas que les artistes professionnels qui cabotinent. Dès que l'on se donne en spectacle, en privé ou en public, pour peu que l'on aime jouer, on cabotine. Cela signifie que l'on fait un petit numéro personnel dont le but est essentiellement d'attirer l'attention sur soi.

Pour que vos reparties soient efficaces et que vous construisiez ensemble, il est fortement déconseillé de chercher à faire un effet (exemple : sentir que l'on perd la main et balancer une « vanne » pour faire rire). En cas de flottement, il est en revanche préférable de faire des silences pour mieux écouter. L'inspiration vient ensuite.

À quoi ça sert ? : interdire le cabotinage gratuit vous oblige à gérer les silences et défend une écoute mutuelle plutôt qu'un numéro personnel stérile.

Thème non respecté

Tout thème est un moyen d'inspiration et vous pouvez en traiter un au sens propre (premier sens de mot) comme au sens figuré (comme une métaphore). Mais si vous faites une belle improvisation n'ayant rien à voir de près ou de loin avec le thème, c'est considéré comme une faute.

À quoi ça sert ? : les deux (ou plus) joueurs partent d'un repère commun (le thème) pour construire ensemble. Cela évite de travailler isolément.

Cliché

La faute de cliché consiste à utiliser des slogans ou des marques existants déjà dans toute improvisation.

À quoi ça sert ? : cela oblige à tout créer sans emprunter du déjà-vu. Une repartie qui jaillit de sa propre imagination a beaucoup plus de force et d'efficacité qu'un pâle emprunt.

Décrochage

Décrocher signifie rire de ses propres blagues ou reparties. Rien de plus navrant qu'un interlocuteur(trice) qui rigole de sa propre repartie comme pour se convaincre qu'elle est bonne !

À quoi ça sert ? : qu'il s'agisse d'un échange dans la vie courante ou dans une improvisation jouée, nous avons insisté sur l'importance d'être impliqué sincèrement dans ce que l'on écoute et répond (voir le chapitre 4).

Confusion

Cette faute est fréquente et pas seulement dans l'improvisation. Dans tout échange, il y a de l'interprétation, d'où l'importance capitale d'une écoute absolue. Cela signifie que l'on « entend ce que l'on veut bien comprendre ».

À quoi ça sert ? : cette contrainte vous pousse à répondre à ce qui vous est dit, l'explicite comme l'implicite. Cela vous évite de partir sur un autre sujet.

Rudesse excessive

Ce point est particulièrement important pour celles et ceux qui cherchent à développer leur capacité à repartir. Il signifie que toute tentative de déstabiliser l'autre par une forme d'attaque est interdit.

À quoi ça sert ? : cela sert à maintenir un respect mutuel, ce qui est impératif si vous souhaitez avoir des reparties pertinentes dans le genre trait d'esprit ou belle réplique.

Refus de personnage

Cette faute vient souvent d'un manque d'écoute. Ne projetez jamais sur vos interlocuteurs un personnage ou une action qui vous arrange personnellement.

À quoi ça sert ? : cela laisse votre interlocuteur(trice) libre, comme vous, de proposer pour une création mutuelle.

Mauvaise conduite

Pas si rare que cela, la « faute de mauvaise conduite » tombe lorsque vous ou vos partenaires de jeu usent de moyens discutables pour imposer une idée.

À quoi ça sert ? : cette contrainte sert surtout à garantir une loyauté dans l'échange. Si vous ne trouvez pas de réplique suffisamment pertinente, n'utilisez pas de menace déguisée. Usez alors de silence et d'écoute.

Manque d'écoute

Cette faute va de soi. La confiscation de la parole (le monologue), la directivité unilatérale, la tentation d'imposer son point de vue.

À quoi ça sert ? : à pratiquer le plus souvent possible l'ensemble des comportements et techniques d'échange proposés dans cet ouvrage.

L'ensemble de ces règles et contraintes est contenu implicitement dans tous les exercices proposés dans ce livre. Nous vous les soumettons en fin de lecture seulement afin de vous permettre de mieux en saisir la nécessité en regard des exercices que vous aurez déjà pratiqués. Cela dit, il ne vous échappera pas que chacune de ces règles peut aussi être méditée en tant que notion essentielle du bien vivre ensemble. Car indépendamment de votre souhait de développer votre capacité de repartie, puisque vous tenez ce livre entre vos mains, l'observation de certaines de ces règles produit parfois des petits miracles dans nos échanges au quotidien.

Dès le début de notre balade en Terre de Repartie et d'Improvisation, nous avons souligné le fait que la plupart de ces petits exercices pouvaient être pratiqués dans votre vie courante. De notre point de vue, c'est sans aucun doute la meilleure façon d'intégrer vraiment ces nouveaux comportements absolument nécessaires pour qui souhaite affiner son aisance orale et sa capacité à rétorquer à bon escient. Si vous agissez ainsi, évitez d'une façon générale d'annoncer que vous êtes en train d'apprendre telle ou telle technique d'échange. Commencez par le plus important : devenir conscient du moment et de ce qui se passe.

Et si, comme nous le souhaitons vraiment, vous devenez « accro » à ce type d'apprentissage par le jeu, nous vous invitons à former un petit cercle d'amis intéressés par votre démarche, et à créer des rendez-vous réguliers comme font tous les passionnés pratiquant un hobby.

– Réservez une soirée qui sera votre soirée « impro ».

– Vous pouvez jouer à deux, mais c'est encore plus enrichissant à trois, quatre et plus.

– Ayez toujours avec vous un livre ou un journal pour en extraire des titres amusants qui serviront de thèmes.

– Munissez-vous d'un chronomètre pour cadrer vos improvisations en les limitant à deux, trois ou quatre minutes. Vous verrez, au début, cela paraît long, mais vous apprendrez aussi à faire des chutes d'histoire en temps voulu.

– Demandez toujours à l'un d'entre vous d'être l'oreille et l'œil extérieurs pour vous faire un retour après chaque improvisation (et alternez sur cette fonction).

– Soyez exigeant sur la qualité de vos échanges (langage clair, propositions originales, traits d'esprit et humour fin).

– Variez les genres : improvisations parlées, sans parole mais avec onomatopées, silencieuses, stylées au niveau du langage, etc. Inventez des contraintes de jeu afin de vous habituer à tenir vos échanges créatifs malgré des inattendus.

Et surtout... amusez-vous !

La notion de plaisir n'enlève rien à la rigueur d'un apprentissage, bien au contraire, cela donne une tout autre dimension à l'effort. Observez autour de vous, dans votre milieu professionnel, dans les transports, parmi vos proches. Vous découvrirez que le quotidien est une mine d'inspiration pour créer des personnages, trouver des idées. Si vous n'avez pas beaucoup de temps pour lire ou pour allez voir des spectacles, aiguisez votre attention. La presse quotidienne est truffée d'anecdotes et de faits divers susceptibles d'être également des sources d'inspiration pour improviser des petites histoires et créer des personnages différents de vous. Le langage traduit notre esprit, et plus vous maîtriserez les mots et la syntaxe, plus vous vous donnerez les moyens de tenir des échanges en sachant quoi et comment répondre au bon moment et avec art.

En quoi les techniques d'improvisation peuvent-elles changer la vie ?

À présent, vous en savez beaucoup, au niveau intellectuel comme au niveau pratique, car vous avez sans aucun doute tenté certains petits exercices de ce manuel. Comme je vous le préconisais au tout début, vous pouvez ouvrir ce livre au petit bonheur et ne pratiquer que l'exercice qui vous inspire. Cet ouvrage a été conçu comme une balade, c'est-à-dire que vous pouvez faire une pause, même longue, quand cela vous chante. Le but est bien entendu de vous permettre, dans votre vie quotidienne, de rebondir plus aisément selon les circonstances. Mon souci fut aussi de vous faire découvrir les arcanes de la repartie qui, comme vous l'avez maintenant compris, n'est pas un don inné, mais un art de l'esprit que l'on aiguise en observant certaines règles de l'échange.

Ces règles et notions développées le plus concrètement possible dans les exercices ne portent leurs fruits que si nous acceptons de les pratiquer régulièrement. En effet, il n'y a pas de changement miraculeux sans principe de transformation tenu. Nous nous sommes également attachés à ce que la quasi-totalité des exercices soit praticable dans le courant de la vie et ce, afin de vous éviter le côté « devoir à faire ». C'est la raison pour laquelle nous avons insisté tout au long de cette balade sur l'importance de notre état de conscience. En effet, pour s'exercer dans le quotidien selon les circonstances professionnelles ou privées, il convient d'être conscient de soi et de ce qui se passe autour de nous.

À propos du principe de transformation qui, dans la pensée européenne, se traduit par des actions locales et souvent modélisées, François Jullien (professeur à l'université Paris VII et directeur de l'Institut de la pensée contemporaine) explique très bien en quoi tout processus de changement, donc de transformation, se pense plutôt à l'inverse :

> « 1. *La transformation n'est pas locale, mais globale :*
> *c'est tout l'ensemble concerné qui se transforme.*
> *2. Elle ne peut être momentanée, mais s'étend sur la durée*
> *– elle est progressive et continue, il y faut toujours*
> *du déroulement, autrement dit du processus.*
> *3. Elle renvoie moins à un sujet désigné qu'elle ne procède*
> *discrètement par influence, sur un mode ambiant, prégnant*
> *et pervasif. Donc la transformation ne se voit pas.*
> *On n'en voit que les résultats.* »
>
> François Jullien, *Discours sur l'efficacité.*

Ce principe de transformation continue fut une grande découverte pour moi au cours de mes vingt ans d'improvisation. Pratiqué d'abord comme un « sport artistique », ce qui était déjà en soi une incongruité dans le monde traditionnel du théâtre, j'ai réalisé que le principe de l'improvisation, dont la caractéristique est d'être spontané, s'inscrivait dans la vie de tous les jours. L'avons-nous oublié ? Sans doute un peu. L'art de la repartie est lui-même un phénomène spontané, il était donc logique de traverser le paysage des techniques d'improvisation pour en comprendre l'état d'esprit. Car c'est avant tout de cela dont il s'agit.

On ne naît pas bon repartiteur pas plus que l'on ne naît humoriste ou charismatique. Dans tous les cas de figure, on se transforme et notre devenir ne se fige pas à un état donné, du moins devons-nous y veiller pour aiguiser nos sens et nos potentiels, dont celui de savoir repartir en toute (ou presque) circonstance. Nous pouvons apprendre la rhétorique voire la dialectique à partir d'un modèle, mais le chemin auquel nous vous convions par cet ouvrage n'est pas d'apprendre une technique, mais de pratiquer des points de vue différents pour élargir votre vision, et de vous-même et du monde mouvant dans lequel nous vivons.

Une autre caractéristique de l'improvisation pratiquée comme un art de développement personnel est que, à partir des exercices proposés dans ce livre, vous pouvez inventer des variantes et même créer des exercices de toutes pièces. L'essentiel étant toujours que vos inventions tiennent toujours compte de notions basiques incontournables :

– l'écoute totale (telle qu'expliquée au chapitre 2) qui élargit votre imagination ;

– la présence d'un, ou plusieurs, partenaire(s), qui crée l'échange.

Nous pourrions ajouter d'autres conditions tout aussi importantes, mais elles sont largement abordées dans ce livre. À toutes celles et ceux qui se découvrent une passion pour l'improvisation, cet art spontané très réglementé, nous suggérons de lire d'autres ouvrages sur le sujet. Vous pouvez également trouver aujourd'hui beaucoup de lieux de pratique, de stages et même une école parisienne avec de larges choix d'horaires et de niveaux. Mais, surtout, ne vous comparez jamais à d'autres qui vous paraissent plus « doués », l'une des particularité de ce genre d'entraînement est justement qu'elle permet de révéler au pratiquant assidu ses véritables potentiels en termes d'imaginaire et de style personnel. Si vous avez besoin de « modèles » pour vous stimuler, suivez votre penchant, mais n'imitez pas celles ou ceux que vous admirez. L'improvisation pratiquée régulièrement vous aidera à développer progressivement votre propre style. La capacité à repartir efficacement, avec élégance, originalité ou drôlerie est l'une des qualités, parmi tant d'autres, que l'improvisation permet de développer.

Avant de refermer ce livre, je vous invite à méditer tranquillement ces deux dernières citations :

> *« En conciliant notre autonomie avec notre dépendance inéluctable, nous exploiterons mieux l'interdépendance qui nous relie les uns aux autres. »*
>
> Françoise Kourilsky, *Du désir au plaisir de changer.*

> *« Tu vois, il n'est jamais trop tard pour apprendre, et même si dans la vieillesse, l'étude n'apporte plus une lumière étincelante mais la flamme vacillante d'une bougie, celle-là est encore préférable à l'obscurité. »*
>
> Maître Huang (cité par Fabienne Verdier), *Passagère du Silence.*

Remerciements

Cet ouvrage est le fruit de vingt ans de recherches et de pratique en improvisation.

Je remercie les pionniers et amis de l'improvisation française, Elric Thomas, Viviane Marcenaro, Christian Gaïtch, Christian Sinniger, Catherine Bœuf, Jean-Luc Revol, Gilles Galiot, Éric Métayer, Philippe Barrier et bien d'autres ! Ils sont ceux qu'on appelle les « cadors de l'impro », toutes et tous issus de la Ligue d'improvisation française (LIF) et avec qui j'ai cheminé, cherché, expérimenté pendant toutes ces années et sans qui l'improvisation ne serait pas devenue ce véritable outil de développement personnel.

Je remercie mon ami Esteban Perroy, jeune complice, fou d'improvisation, créateur de l'EFIT, l'une des écoles parisiennes où l'on peut s'initier à l'impro. Grâce à lui, j'ai pu transmettre à la jeune génération d'aficionados de l'improvisation ce que notre génération avait compris et élaboré pendant vingt ans.

Et, bien sûr, je rends un hommage particulier à nos cousins canadiens, les Québécois Yvon Leduc et Robert Gravel qui eurent l'idée géniale, il y a plus de vingt-cinq ans, de lancer l'aventure des « matchs d'improvisation » à Montréal, en réponse à la désertion des salles de théâtre qui commençait à affecter le milieu culturel. D'une expérimentation qui ne devait exister qu'une soirée, les matchs d'improvisation ont déferlé sur l'Europe en deux décennies. Ces matchs ont permis à l'improvisation, déjà pratiquée depuis longtemps dans les cours de théâtre par de grands professeurs, de pénétrer dans tous les milieux, aussi bien celui des non-professionnels que celui de l'entreprise.

Bibliographie

Arntz William, Chasse Betsy, Vincente Mark, *Que sait-on vraiment de la réalité ?*, Ariane publications et distributions, Paris, 2007.

De Sudres Daniel Philippe, *La Neuroconnectique. Neuroscience de l'éveil*, L'Originel, Paris, 2007.

Israel Lucien, *Cerveau droit, Cerveau gauche. Cultures et Civilisations*, Plon, Paris, 1999.

Johnstone Keith, *L'Analyse des mécanismes d'improvisation (Impro. Improvisation and the theatre)*, Theatre Arts Books, 1987.

Jullien François, *Conférence sur l'efficacité*, coll. « Libelles », PUF, Paris, 2005.

Kourilsky Françoise, *Du désir au plaisir de changer. Comprendre et provoquer le changement*, coll. « Stratégie et management », Dunod, Paris, 2008.

Lipovetsky Gilles, *L'Ère du vide. Essais sur l'individualisme contemporain*, Folio Essais, Paris, 1989.

McTaggart Lynne, *La Science de l'intention. Utiliser ses pensées pour transformer sa vie et le monde*, Ariane publications et distributions, Paris, 2008.

PAïTRA Jacques, *Votre imaginaire interdit de travail. Ces comportements qui changent la vie*, Éditions d'Organisation, Paris, 2002.

PIAT Jean et WAJSMAN Patrick, *Vous n'aurez pas le dernier mot ! Petite Anthologie désinvolte des plus belles reparties*, Albin Michel, Paris, 2006.

TOLLE Eckhart, *Le Pouvoir du moment présent*, Ariane publications et distributions, Paris, 2000.

VERDIER Fabienne, *Passagère du silence. Dix ans d'initiation en Chine*, Albin Michel, Paris, 2003.

WATZLAWICK Paul, *Le Langage du changement. Éléments de communication thérapeutique*, Points Essai, Paris, 1986.

ZOHAR Danah, *Conscience et science contemporaine*, coll. « L'Esprit et la Matière », Éditions du Rocher, Paris, 1993.

Index